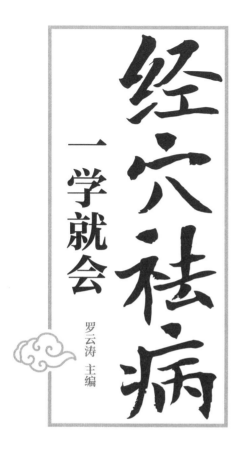

经穴祛病

一学就会

罗云涛 主编

U0388581

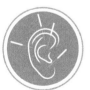

黑龙江科学技术出版社
HEILONGJIANG SCIENCE AND TECHNOLOGY PRESS

图书在版编目（CIP）数据

经穴祛病一学就会 / 罗云涛主编 . -- 哈尔滨 : 黑
龙江科学技术出版社 , 2024. 12. -- ISBN 978-7-5719
-2641-0

Ⅰ . R244.1

中国国家版本馆 CIP 数据核字第 20244M5W96 号

经穴祛病一学就会

JINGXUE QUBING YIXUEJIUHUI

罗云涛　主编

出　　版　黑龙江科学技术出版社
地　　址　哈尔滨市南岗区公安街 70-2 号
邮　　编　150007
电　　话　（0451）53642106
网　　址　www.lkcbs.cn

责任编辑　马远洋

设计制作　深圳·弘艺文化 HONGYI CULTURE

印　　刷　三河市南阳印刷有限公司
发　　行　全国新华书店
开　　本　710 mm×1000 mm　1 / 16
印　　张　10
字　　数　180 千字
版次印次　2024 年 12 月第 1 版　2024 年 12 月第 1 次
书　　号　ISBN 978-7-5719-2641-0
定　　价　59.00 元

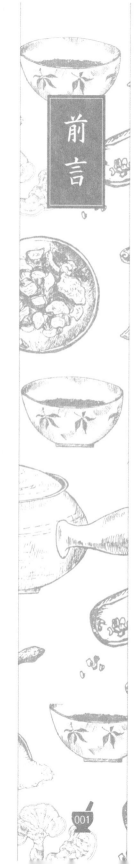

在古老的中华医学传统中，经络穴位疗法一直被视为一种神奇而有效的治疗方式。通过刺激人体经络上的特定穴位，可以调和人体气血、阴阳，促进身体的自愈能力，达到治疗疾病、强身健体的目的。经络穴位疗法是中医学的宝贵遗产，凝聚了千百年来医学大家的智慧和经验，被广泛应用于临床实践中，取得了显著的疗效，受到世界各地人们的认可和尊重。

本书《经穴祛病一学就会》旨在向读者介绍经络穴位疗法的基本理论和实际操作方法，帮助大家了解并掌握这一古老而神奇的疗法。通过学习本书，您将能够轻松学会如何寻找和按摩经络穴位，运用经络穴位疗法调理身体、预防疾病，提升健康水平。无需复杂的仪器设备，只需简单的操作技巧和耐心练习，您就可以享受到经络穴位疗法带来的益处。

经络穴位疗法的优点之一在于其自然、安全、无不良反应。与药物治疗相比，经络穴位疗法不会对人体造成化学物质残留或依赖性，适合各个年龄段的人群，尤其适合对药物过敏或有特殊健康需求的人士。此外，经络穴位疗法还能够调理人体气血流动，加强免疫功能，促进新陈代谢，改善身体各系统的功能，对慢性疾病、亚健康状态有良好的辅助疗效。

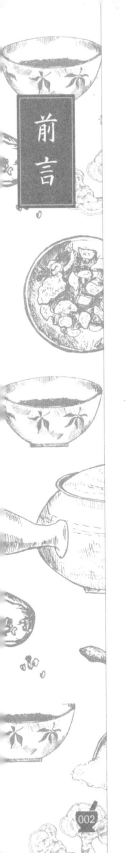

除了治病强身外，经络穴位疗法还具有调理情绪、舒缓压力的作用。通过刺激特定穴位，可以促使大脑释放内啡肽等使人快乐的激素，帮助人们缓解焦虑、抑郁、失眠等问题，提升心理健康水平，改善生活质量。

希望本书能够帮助更多的读者了解和掌握经络穴位疗法，从而在日常生活中实现自我调理、预防疾病的目的，享受健康快乐的生活。让我们一起走进这个古老而神秘的世界，感受中医养生的智慧，共同追求身心健康与幸福！

本书中涉及的中医学、健康等领域内容不能完全取代专业医生意见或诊断，仅供参考交流，读者在遇到具体问题或疾病时应及时就医，寻求专业医生的建议。

目录 CONTENTS

PART **1** **经络穴位入门知识**

PART ② 按摩、刮痧、艾灸、拔罐

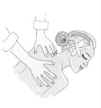

PART **3** **43种高发病经穴对症调养**

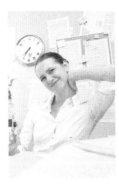
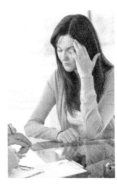
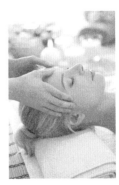

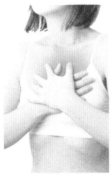
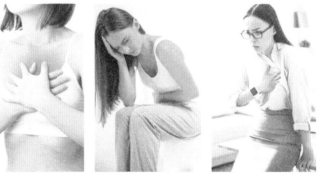
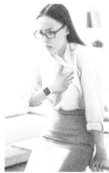

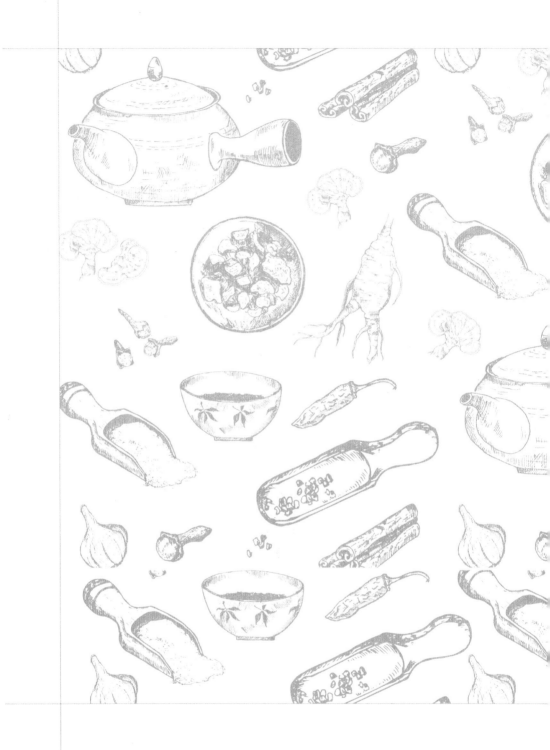

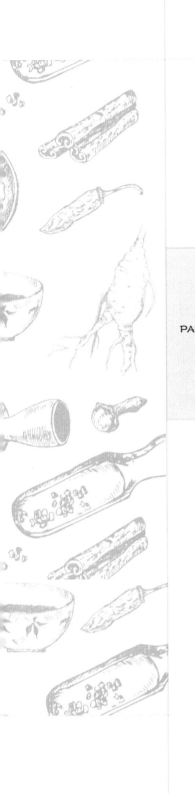

PART 1

经络穴位
入门知识

01

经络系统——生命之河

按照中医的解释，经络包括经脉和络脉：经脉是经络系统的主干，多循行于人体的深部，有固定的循行部位广泛地连接着人体内的重要部位；络脉是经脉的小分支，循行于浅表，纵横交叉，网络遍布全身，把人体所有的脏腑、器官、孔窍以及皮肉筋骨等组织联结成一个统一的有机整体。经络既不是血管，也不是神经，更不是单一的器官。现代的解剖学找不到它，但它是确实存在的。其中，经脉系统又包括有十二经脉，也就是十二正经，还有奇经八脉，以及附属于十二经脉的十二经别、十二经筋、十二皮部，而其中最主要的就是十二经脉和奇经八脉中的任脉和督脉。络脉系统包括十五络脉，以及难以计数的浮络、孙络等。十二经脉里的气血就好像是江河里的水，在不停地流动着，而奇经八脉就好像是湖泊和水库，有着调节十二经脉气血的作用。当十二经脉的气血量多的时候，就会渗透到奇经八脉中去；要是十二经脉的气血不足，奇经八脉中的气血又会流到十二经脉中来。

气血就是在这些主干和分支上进行着有机的往复循行。一旦经络出现问题，不通畅了，身体里面的气血便会出现堵塞，再严重的话，整个气血交通也就瘫痪了，病也就在人体中产生了。所以，平时我们一定要保持这些"道路"的通畅，才能保证机体的健康。

经络是运行人体全身气血、联络脏腑肢节、沟通上下内外的通道。针灸、按摩等各种大量临床实践已经证明：沿经络及各穴位施加物理刺激（砭石、推拿、针灸、刮痧、电脉冲、微波等），能对脏腑及全身的疾病有效地发挥治疗作用。

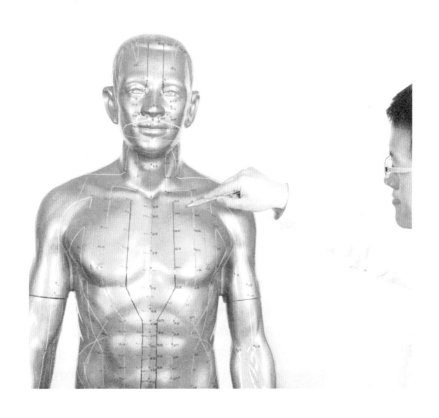

穴位是中医学特有的名词，学名腧穴，指人体脏腑经络气血输注于体表的特定部位。经络以穴位为据点，穴位以经络为通道。"腧"与"输"通，或从简叫作"俞"，"穴"是空隙的意思。"输通"是双向的，从内通向外，反映病痛；从外通向内，接受刺激，防治疾病。

远在几千年前，我们的祖先就已经使用砭石来砥刺放血、割刺脓疡；用其热熨、按摩、叩击体表；在体表某一部位用火烤、烧灼等方法来减轻和消除伤痛。久而久之，我们的祖先逐渐意识到人体的某些特殊部位具有治疗疾病的作用，这就是穴位发现的最初过程。从这个意义上说，腧穴又是疾病的反应点和治疗的刺激点。

穴位是每条经络上最突出的地方，其对经络的重要性就如同经络对人体的重要性。穴位是人体天然的药库，当出现小病小痛时，找准相应穴位并进行一定的刺激，就能达到舒筋通络、激发经气、调养气血、防病治病的理想效果。绝大多数穴位都是在骨骼的间隙或凹陷里，而且一般都处于骨骼间隙的两端和中间。如果不在骨骼的间隙或凹陷里，那么穴位下面必定有较大或较多的血管或体液经过，如手部和腹部。为什么会这样呢？因为血液或体液流通时容易滞留在这些位置上，从而也就形成了"穴位"这种特殊的现象。所以我们也经常能看到这样的描述：穴位在骨与骨之间或凹槽处。

穴位的种类

穴位按种类可以分为经穴、奇穴、阿是穴。经穴又称为"十四经穴"，分布在十二经脉和任督二脉之上，是全身穴位的主体部分。经穴均有具体的名称和固定的位置，分布在十四经的循行路线上，有明确的主治病症。目前经穴总数为361个。十二经脉左右对称，是一名两穴；任督二脉位于正中，是一名一穴。

奇穴又称"经外奇穴"。凡有固定的名称，又有明确的部位及治疗作用，但尚未归入十四经脉系统的腧穴，均称为奇穴。常用的奇穴有40个左右。奇穴的位置比较分散，有位于经脉线外的，如中泉；有位于经脉线内的，如印堂；还有由多个穴位组合而成的，如夹脊等。奇穴虽然未被列入十四经脉，但其位置仍然在经络分布的区域，并通过经络的传导作用来防病治病。奇穴的主治范围比较单一，大多数奇穴对特定的病症有特定的疗效，如百劳穴治瘰疬、四缝穴治小儿疳积等。

还有一类穴位没有固定的名字，也没有固定的位置，这就是阿是穴，又称天应穴、不定穴，通常是指该处既不是经穴，又不是奇穴，是以压痛点或其他反应点作为腧穴用以治疗的。阿是穴多在病变部位附近，也可在距其较远处。腧穴虽分类不同，但它们之间相互联系，共同构成了腧穴体系。适度地刺激阿是穴，相当于直接刺激经络阻滞处，因此阿是穴的治病效果常常比固定穴位更明显。

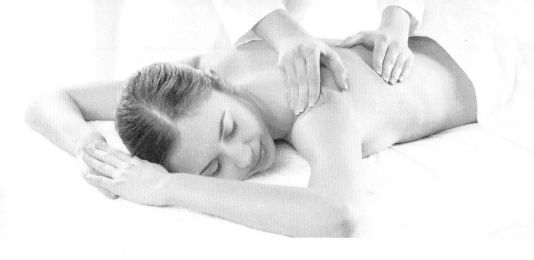

穴位的作用

穴位是人体脏腑经络气血传输与出入的窗口，运用按摩、艾灸、刮痧、拔罐等中医疗法刺激某个穴位，可以达到疏通经络、调节脏腑气血、扶正祛邪的功效，从而远离疾病。按照中医基础理论，人体穴位主要有以下三大作用：

首先，穴位有输注气血的作用。穴位从属于经脉，通过经脉向内连接脏腑，是脏腑经络气血渗灌、传输、出入的特殊部位。《黄帝内经·灵枢》中记载："所言节者，神气之所游行出入也，非皮肉筋骨也。"这说明穴位是气血通行出入的部位，脏腑、经脉之气在穴位这一部位游行、出入，因此穴位就具备了抵御疾病（出）、反映病痛（出）、感受刺激（入）、传入信息（入）等功能。

其次，穴位能协助诊断身体疾病。当人体内部发生病变时，内在的病理状态可通过经脉腧穴反映于体表，因此腧穴部位的变化可以作为诊断疾病的依据。与经脉反映病症不同，腧穴所反映的病症主要限于腧穴周边的压痛、酸楚、结节、肿胀、瘀血、丘疹等现象。近年来腧穴反映病症的作用有不少新发现，如呼吸系统病症多在中府、肺俞、孔最处出现反应，肝胆系统的病症多在肝俞、胆俞、胆囊穴出现压痛等。

最后，穴位还能预防疾病。腧穴不仅是气血输注的部位，也是邪气所在的地方。当人体虚弱之时，邪气就会通过体表腧穴由表入里。但是腧穴输注气血向内传入的特性，又是腧穴能够治疗疾病的基础。在腧穴部位施以针刺、温灸等时，各种刺激能通过腧穴、经脉传入体内，激发人体的正气，协调平衡阴阳，从而达到预防和抗御疾病的目的。

经络是体内气血运行的通道和人体功能的调控系统，由经脉和络脉共同组成。它如同一张神奇巨大的网络，将人体的五脏六腑、五官七窍、四肢百骸连接成一个有机的整体，起着沟通表里、上下、内外的作用，进而保障人体各项生命活动的有序进行。

什么是经络

经络是经脉和络脉的总称，是运行全身气血、联络脏腑形体官窍、沟通上下内外、感应传导信息的通路系统，是人体结构的重要组成部分。"经"的原意是"纵丝"，有路径的意思，简单来说，就是经络系统中的主要路径，存在于机体内部，贯穿上下，沟通内外；"络"的原意是"网络"，简单来说，就是主路分出的辅路，存在于机体的表面，纵横交错，遍布全身。《黄帝内经·灵枢·脉度》中记载："经脉为里，支而横者为络，络之别者为孙。"这是将脉按大小、深浅的差异分别称为"经脉""络脉"和"孙脉"。

经络的主要内容有十二经脉、十二经别、奇经八脉、十五络脉、十二经筋、十二皮部等。其中属于经脉方面的，以十二经脉为主；属于络脉方面的，以十五络脉为主。它们纵横交贯，遍布全身，将人体内外、脏腑、肢节连成一个有机的整体。

经络系统的组成

　　人体的经络系统由经脉、络脉、十二经筋、十二皮部共同组成。其中，经脉和络脉是经络系统的主体部分。经脉包括十二经脉、奇经八脉以及附属于十二经脉的十二经别；络脉包括十五别络、浮络、孙络等。最主要的经脉为十二经脉和奇经八脉中的任督二脉，它们合称为"十四经"。十二经脉是经络系统的主体，又称为"十二正经"。它们左右对称地分布于人体的头面、躯干和四肢两侧，纵贯全身。每条经脉各隶属于一个脏或腑，因此十二经脉的名称各不相同，每一经脉均运用其所属脏腑的名称，再结合循行于手足、内外、前中后的不同部位以及阴阳学说而给予不同的名称。十二经脉是手三阴经、手三阳经、足三阳经、足三阴经的总称，包括手太阴肺经、手厥阴心包经、手少阴心经、手阳明大肠经、手少阳三焦经、手太阳小肠经、足阳明胃经、足少阳胆经、足太阳膀胱经、足太阴脾经、足厥阴肝经、足少阴肾经。其走向的次序为：肺经—大肠经—胃经—脾经—心经—小肠经—膀胱经—肾经—心包经—三焦经—胆经—肝经—肺经。

　　奇经八脉是任脉、督脉、冲脉、带脉、阴跷脉、阳跷脉、阴维脉、阳维脉的总称。它们与十二正经不同，既不直属于脏腑，又无表里配合关系，其循行别道奇行，故称奇经。奇经八脉可沟通十二经脉之间的联系，对十二经脉的气血有蓄积、渗灌等调节作用。任脉行于腹面正中线，其脉多次与手足三阴经及阴维脉交会，能总任一身之阴经，故称为"阴脉之海"。任脉起于胞中，与女子妊娠有关，故有"任主胞胎"之说。督脉行于背部正中，其脉多次与手足三阳经及阳维脉交会，能总督一身之阳经，故称为"阳脉之海"。督脉行于脊里，上行入脑，并从脊里分出属肾，与脑、脊髓、肾密切相连。

　　从十二经脉各分出一支经别，称为"十二经别"。经别即别行的正经。十二经别包括足太阳经别、足少阴经别、足少阳经别、足厥阴经别、足阳明经别、足太阴经别、手太阳经别、手少阴经别、手少阳经别、手厥

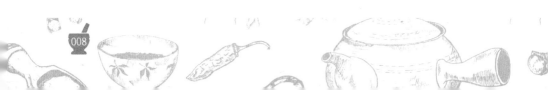

阴经别、手阳明经别、手太阴经别。其功能是协调两经间、经脉与脏腑间及人体各器官组织间的联系。

从十二经脉及任脉、督脉各分出一支别络,再加上脾之大络,称为"十五别络"。四肢部位的十二经别络沟通了表里两经的经气,加强了它们之间的联系;躯干部位的任脉别络、督脉别络和脾之大络沟通了腹背和全身的经气。

经络系统总览图

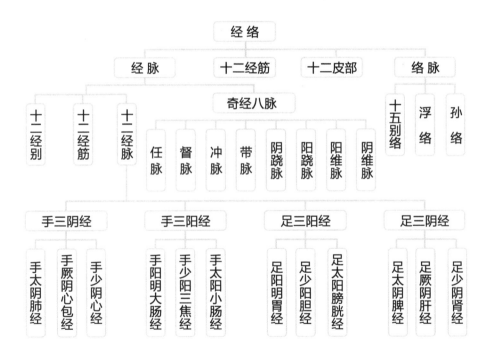

认识人体的十四经脉

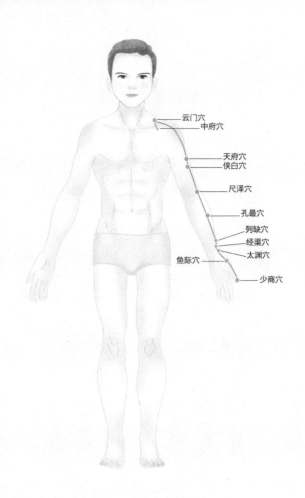

云门穴
中府穴
天府穴
侠白穴
尺泽穴
孔最穴
列缺穴
经渠穴
太渊穴
鱼际穴
少商穴

　　手太阴肺经分布于前胸上部，上肢掌面桡侧，左右各有11个穴位，分别为云门穴、中府穴、天府穴、侠白穴、尺泽穴、孔最穴、列缺穴、经渠穴、太渊穴、鱼际穴、少商穴。

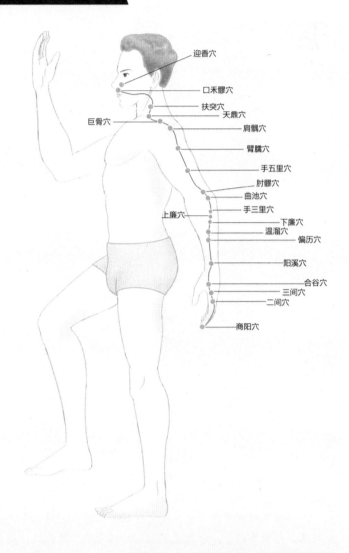

迎香穴
口禾髎穴
扶突穴
天鼎穴
肩髃穴
臂臑穴
手五里穴
肘髎穴
曲池穴
手三里穴
下廉穴
温溜穴
偏历穴
阳溪穴
合谷穴
三间穴
二间穴
商阳穴
巨骨穴
上廉穴

　　手阳明大肠经位于上肢背面、颈部、面部，共有40个穴位，每侧20个，分别为商阳穴、二间穴、三间穴、合谷穴、阳溪穴、偏历穴、温溜穴、下廉穴、上廉穴、手三里穴、曲池穴、肘髎穴、手五里穴、臂臑穴、肩髃穴、巨骨穴、天鼎穴、扶突穴、口禾髎穴、迎香穴。

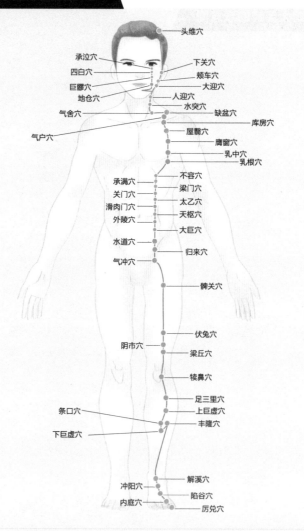

头维穴
承泣穴
下关穴
四白穴
颊车穴
巨髎穴
大迎穴
地仓穴
人迎穴
气舍穴
水突穴
缺盆穴
库房穴
气户穴
屋翳穴
膺窗穴
乳中穴
乳根穴
承满穴
不容穴
关门穴
梁门穴
滑肉门穴
太乙穴
外陵穴
天枢穴
水道穴
大巨穴
气冲穴
归来穴
髀关穴
伏兔穴
阴市穴
梁丘穴
犊鼻穴
足三里穴
上巨虚穴
条口穴
丰隆穴
下巨虚穴
解溪穴
冲阳穴
陷谷穴
内庭穴
厉兑穴

　　足阳明胃经分布于下肢的前外侧面、胸腹部、头面部，共有90个穴位，每侧各45个，分别为承泣穴、四白穴、巨髎穴、地仓穴、大迎穴、颊车穴、下关穴、头维穴、人迎穴、水突穴、气舍穴、缺盆穴、气户穴、库房穴、屋翳穴、膺窗穴、乳中穴、乳根穴、不容穴、承满穴、梁门穴、关门穴、太乙穴、滑肉门穴、天枢穴、外陵穴、大巨穴、水道穴、归来穴、气冲穴、髀关穴、伏兔穴、阴市穴、梁丘穴、犊鼻穴、足三里穴、上巨虚穴、条口穴、下巨虚穴、丰隆穴、解溪穴、冲阳穴、陷谷穴、内庭穴、厉兑穴。

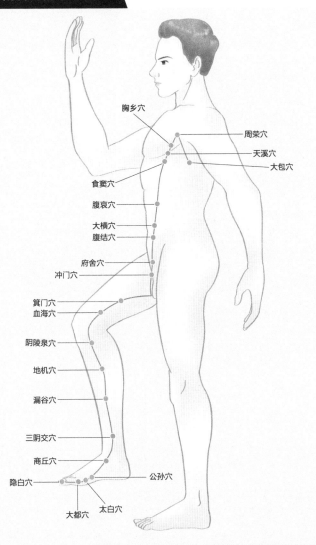

胸乡穴
周荣穴
天溪穴
大包穴
食窦穴
腹哀穴
大横穴
腹结穴
府舍穴
冲门穴
箕门穴
血海穴
阴陵泉穴
地机穴
漏谷穴
三阴交穴
商丘穴
隐白穴
公孙穴
太白穴
大都穴

足太阴脾经分布于下肢内侧、侧胸腹部，共有42个穴位，每侧21个，分别为隐白穴、大都穴、太白穴、公孙穴、商丘穴、三阴交穴、漏谷穴、地机穴、阴陵泉穴、血海穴、箕门穴、冲门穴、府舍穴、腹结穴、大横穴、腹哀穴、食窦穴、天溪穴、胸乡穴、周荣穴、大包穴。

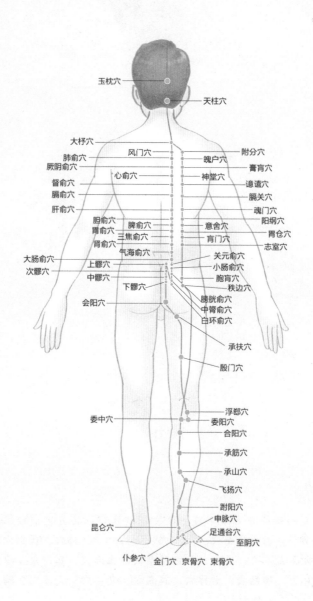

玉枕穴
天柱穴
大杼穴
风门穴
魄户穴
附分穴
肺俞穴
心俞穴
膏肓穴
厥阴俞穴
神堂穴
督俞穴
譩譆穴
膈俞穴
膈关穴
肝俞穴
魂门穴
胆俞穴
脾俞穴
意舍穴
阳纲穴
胃俞穴
三焦俞穴
肓门穴
胃仓穴
肾俞穴
气海俞穴
志室穴
大肠俞穴
上髎穴
关元俞穴
次髎穴
小肠俞穴
中髎穴
胞肓穴
下髎穴
秩边穴
会阳穴
膀胱俞穴
中膂俞穴
白环俞穴
承扶穴
殷门穴
浮郄穴
委阳穴
委中穴
合阳穴
承筋穴
承山穴
飞扬穴
跗阳穴
申脉穴
昆仑穴
足通谷穴
至阴穴
仆参穴　金门穴　京骨穴　束骨穴

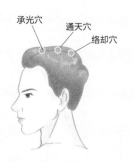

承光穴　通天穴　络却穴

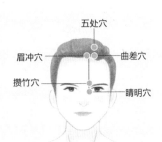

五处穴　眉冲穴　曲差穴　攒竹穴　晴明穴

　　足太阳膀胱经分布于头面部、项背部、腰背部、下肢后部、足外侧部，共有134个穴位，每侧各有67个穴位，分别为晴明穴、攒竹穴、眉冲穴、曲差穴、五处穴、承光穴、通天穴、络却穴、玉枕穴、天柱穴、大杼穴、风门穴、肺俞穴、厥阴俞穴、心俞穴、督俞穴、膈俞穴、肝俞穴、胆俞穴、脾俞穴、胃俞穴、三焦俞穴、肾俞穴、气海俞穴、大肠俞穴、关元俞穴、小肠俞穴、膀胱俞穴、中脊俞穴、白环俞穴、上髎穴、次髎穴、中髎穴、下髎穴、会阳穴、承扶穴、殷门穴、浮郄穴、委阳穴、委中穴、附分穴、魄户穴、膏肓穴、神堂穴、譩譆穴、膈关穴、魂门穴、阳纲穴、意舍穴、胃仓穴、肓门穴、志室穴、胞肓穴、秩边穴、合阳穴、承筋穴、承山穴、飞扬穴、跗阳穴、昆仑穴、仆参穴、申脉穴、金门穴、京骨穴、束骨穴、足通谷穴、至阴穴。

手太阳小肠经的示意图

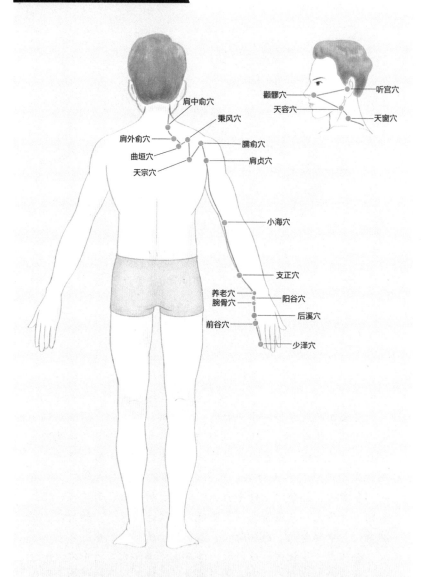

手太阳小肠经分布于上肢背面、肩部、颈部、面部，共有38个穴位，每侧19个，分别为少泽穴、前谷穴、后溪穴、腕骨穴、阳谷穴、养老穴、支正穴、小海穴、肩贞穴、臑俞穴、天宗穴、秉风穴、曲垣穴、肩外俞穴、肩中俞穴、天窗穴、天容穴、颧髎穴、听宫穴。

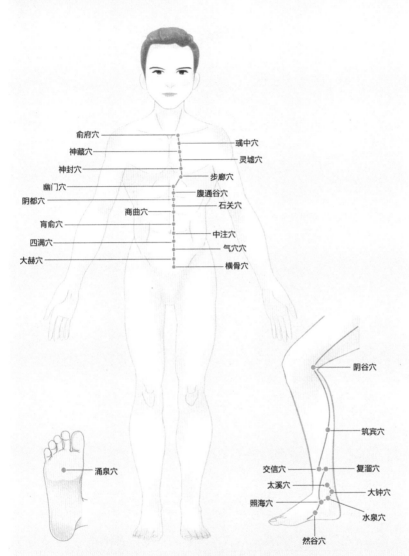

俞府穴
神藏穴
神封穴
幽门穴
阴都穴
商曲穴
肓俞穴
四满穴
大赫穴

彧中穴
灵墟穴
步廊穴
腹通谷穴
石关穴
中注穴
气穴穴
横骨穴

阴谷穴
筑宾穴
交信穴　复溜穴
太溪穴　大钟穴
照海穴　水泉穴
然谷穴

涌泉穴

　　足少阴肾分布于人体上身内侧，以及腿部内侧和脚底，共有54个穴位，每侧各有27个，分别为涌泉穴、然谷穴、太溪穴、大钟穴、水泉穴、照海穴、复溜穴、交信穴、筑宾穴、阴谷穴、横骨穴、大赫穴、气穴穴、四满穴、中注穴、肓俞穴、商曲穴、石关穴、阴都穴、腹通谷穴、幽门穴、步廊穴、神封穴、灵墟穴、神藏穴、彧中穴、俞府穴。

手厥阴心包经的示意图

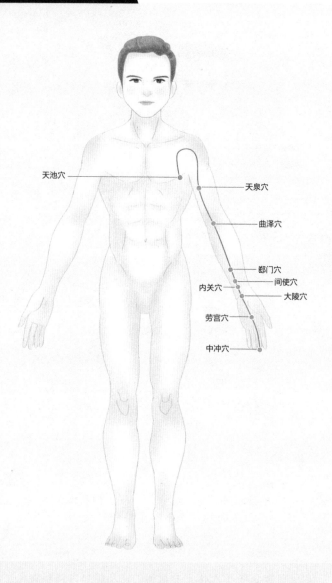

天池穴

天泉穴

曲泽穴

郄门穴
间使穴
大陵穴
内关穴
劳宫穴
中冲穴

手厥阴心包经分布于上肢掌面、前胸上部，共有18个穴位，每侧各9个，分别为天池穴、天泉穴、曲泽穴、郄门穴、间使穴、内关穴、大陵穴、劳宫穴、中冲穴。

手少阳三焦经的示意图

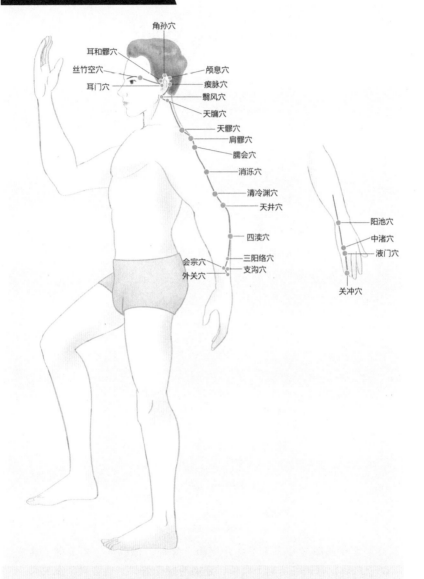

角孙穴
耳和髎穴
丝竹空穴
耳门穴
颅息穴
瘈脉穴
翳风穴
天牖穴
天髎穴
肩髎穴
臑会穴
消泺穴
清冷渊穴
天井穴
四渎穴
会宗穴
三阳络穴
支沟穴
外关穴
阳池穴
中渚穴
液门穴
关冲穴

手少阳三焦经分布于上肢背面、颈部、侧头部，共有46个穴位，每侧各23个穴位，分别为关冲穴、液门穴、中渚穴、阳池穴、外关穴、支沟穴、会宗穴、三阳络穴、四渎穴、天井穴、清冷渊穴、消泺穴、臑会穴、肩髎穴、天髎穴、天牖穴、翳风穴、瘈脉穴、颅息穴、角孙穴、耳门穴、耳和髎穴、丝竹空穴。

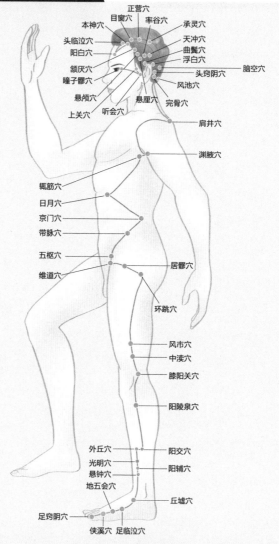

正营穴
目窗穴 率谷穴 承灵穴
本神穴 天冲穴
头临泣穴 曲鬓穴
阳白穴 浮白穴
颔厌穴 头窍阴穴 脑空穴
瞳子髎穴 风池穴
悬颅穴 悬厘穴 完骨穴
上关穴 听会穴
肩井穴
渊腋穴
辄筋穴
日月穴
京门穴
带脉穴
五枢穴 居髎穴
维道穴
环跳穴
风市穴
中渎穴
膝阳关穴
阳陵泉穴
外丘穴 阳交穴
光明穴 阳辅穴
悬钟穴
地五会穴 丘墟穴
足窍阴穴
侠溪穴 足临泣穴

足少阳胆经分布于下肢外侧面、臀部、侧胸部、侧头部，共有88个穴位，每侧各有44个穴位，分别为瞳子髎穴、听会穴、上关穴、颔厌穴、悬颅穴、悬厘穴、曲鬓穴、率谷穴、天冲穴、浮白穴、头窍阴穴、完骨穴、本神穴、阳白穴、头临泣穴、目窗穴、正营穴、承灵穴、脑空穴、风池穴、肩井穴、渊腋穴、辄筋穴、日月穴、京门穴、带脉穴、五枢穴、维道穴、居髎穴、环跳穴、风市穴、中渎穴、膝阳关穴、阳陵泉穴、阳交穴、外丘穴、光明穴、阳辅穴、悬钟穴、地五会穴、丘墟穴、足临泣穴、侠溪穴、足窍阴穴。

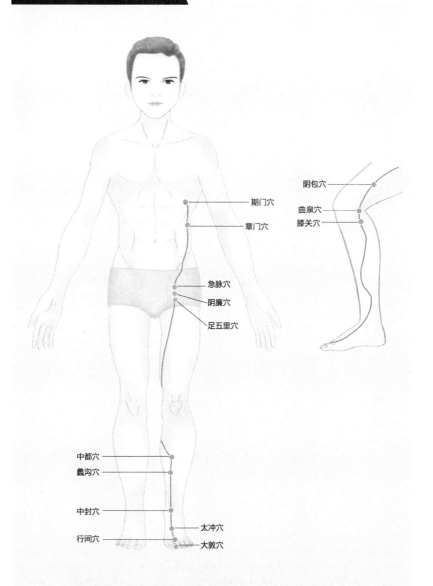

阴包穴
曲泉穴
膝关穴
期门穴
章门穴
急脉穴
阴廉穴
足五里穴
中都穴
蠡沟穴
中封穴
太冲穴
行间穴
大敦穴

　　足厥阴肝经分布于下肢内侧，共有28个穴位，两侧各有14个，分别为大敦穴、行间穴、太冲穴、中封穴、蠡沟穴、中都穴、膝关穴、曲泉穴、阴包穴、足五里穴、阴廉穴、急脉穴、章门穴、期门穴。

任脉的示意图

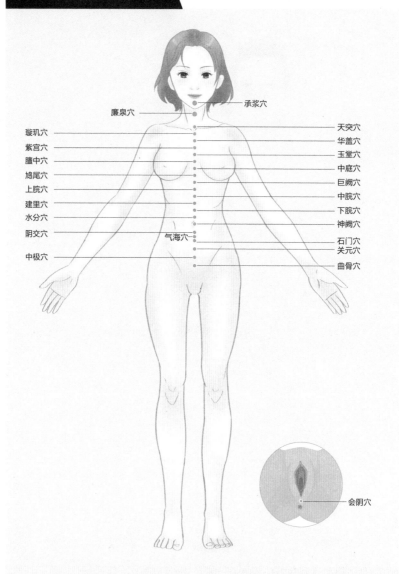

廉泉穴 — — — 承浆穴

璇玑穴 ——— 天突穴
紫宫穴 ——— 华盖穴
膻中穴 ——— 玉堂穴
鸠尾穴 ——— 中庭穴
上脘穴 ——— 巨阙穴
建里穴 ——— 中脘穴
水分穴 ——— 下脘穴
阴交穴 ——— 神阙穴
中极穴 ——— 石门穴
气海穴 ——— 关元穴
　　　　　曲骨穴

会阴穴

　　任脉分布于面部、颈部、胸部、腹部的前正中线上，共有24个穴位，分别为会阴穴、曲骨穴、中极穴、关元穴、石门穴、气海穴、阴交穴、神阙穴、水分穴、下脘穴、建里穴、中脘穴、上脘穴、巨阙穴、鸠尾穴、中庭穴、膻中穴、玉堂穴、紫宫穴、华盖穴、璇玑穴、天突穴、廉泉穴、承浆穴。

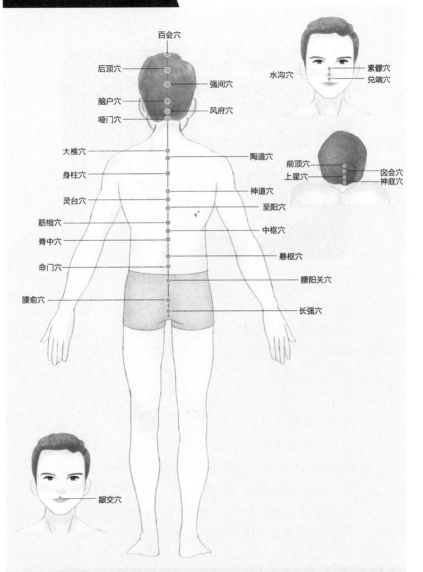

百会穴
后顶穴
强间穴
脑户穴
风府穴
哑门穴
水沟穴
素髎穴
兑端穴
大椎穴
陶道穴
身柱穴
前顶穴
囟会穴
上星穴
神庭穴
灵台穴
神道穴
至阳穴
筋缩穴
中枢穴
脊中穴
悬枢穴
命门穴
腰阳关穴
腰俞穴
长强穴
龈交穴

　　督脉分布于头部、面部、颈部、背部、腰部、骶部，共有28个穴位，分别为长强穴、腰俞穴、腰阳关穴、命门穴、悬枢穴、脊中穴、中枢穴、筋缩穴、至阳穴、灵台穴、神道穴、身柱穴、陶道穴、大椎穴、哑门穴、风府穴、脑户穴、强间穴、后顶穴、百会穴、前顶穴、囟会穴、上星穴、神庭穴、素髎穴、水沟穴、兑端穴、龈交穴。

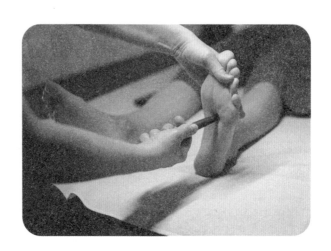

04

简易取穴法

人体除脏腑外，还有许多经络穴位。穴位又称"腧穴"，主要包括经穴、奇穴、阿是穴，是人体脏腑经络之气输注于体表的特殊部位。"腧"即"输"，有传输、输注的意思，"穴"即空隙。医学典籍《黄帝内经》中记载"以痛为输（腧穴）""疾按之应手如痛，刺之"等。对症取穴是中医按摩经历了上千年的智慧总结。

按摩速疗取穴位对症按摩，效果会更加显著。但如果穴位不准，按摩不仅事倍功半，更会适得其反。因此，快速准确的找准穴位是按摩速疗的关键。很多人觉得找穴位太难，其实只要掌握了以下5种简易准确取穴法，对症取穴按摩即可轻松上手。

感知定位取穴法

先介绍最简便易学的感知定位取穴法。这种方法常用于阿是穴的取位法，易上手，在家便能轻松按摩速疗。

阿是穴又称天应穴、压痛点。此类穴位通常既不是经穴，也不是奇穴，只是按压痛点取穴。它既无具体的穴位名称，又无固定的位置，一般在病变部位附近，也可在距离病变部位较远的地方。按摩阿是穴可刺激经络阻滞处，按摩功效反而要比固定穴位明显。

我们可用手指感知身体的异常部位，如果有硬结、痛感、不舒服等感觉，那么这个地方一般可作为穴位范围。尤感酸麻胀痛的部位，就可以作为阿是穴按摩速疗。同时，也可以根据相应部位皮肤的变化来取穴，如出现斑点、颜色改变、变硬、肿胀、条索状结节等。

简易取穴法

这种取穴法也简单易行，多用于找腧穴，常作为一种辅助性的取穴方法，比较适用于居家按摩速疗。例如：

百会穴：前发际正中直上与两耳尖直上，在头顶正中相交处。

劳宫穴：握拳时中指所抵的掌心处。

列缺穴：两手虎口自然平直交叉，食指伸直压在另一只手的桡骨茎突上，食指尖下的凹陷处。

风市穴：立正姿势，手臂自然下垂，中指指尖所对的大腿外侧中线处。

手指同身寸取穴法

此法主要是选取患者本人手指的某一部分作为长度单位作为标准来量取穴位，简单来说就是用手指比量取穴，也是中医临床时常用的取穴法之一。患者有高矮胖瘦，故也有医者用自己手指根据患者体型加减进行部位取穴。

拇指同身寸

拇指指间关节的横向宽度为1寸。此方法适用于四肢部位取穴。

中指同身寸

中指中节屈曲，内侧两端纹头之间作为1寸。一般只适用于下腹部和小腿部的取穴。

横指同身寸

多取用一横指寸、二指横寸、四指横寸，用于四肢、下腹及背部的直寸取穴。

一横指寸：拇指最宽处的宽度为1寸，或者是中指指节上下两横纹间的宽度。

二指横寸：又称"二横指"，食指和中指二指指腹横宽为1.5寸。

四指横寸：又称"一夫法"，食指、中指、无名指、小指并拢，四指横向宽度为3寸。

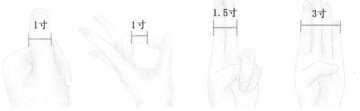

骨度分寸取穴法

《灵枢·骨度》中记载了人体的各部位骨骼尺寸，被后人用作量取穴位的折算长度标准，被称为"骨度法"。本法主要以患者骨节为标志测量周身各部位的大小、长短，按比例折算尺寸作为取穴标准。常用于腧穴取穴标准。

例如：眉间（印堂）到前发际正中为3寸，前后发际间为12寸，耳后两乳突为9寸，两乳间为8寸，胸骨体下缘至脐中为8寸，脐孔至耻骨联合上缘为5寸，腋前（后）横纹至肘横纹为9寸等。

人体标志参考取穴法

本法主要是利用分布于全身体表的肌肉标志和骨骼标志来参考取穴，一般分为活动标志法和固定标志法。

活动标志法

主要是指利用关节、肌肉等随着人体活动而出现的孔隙、凹陷、皱纹等动作标志来取穴的方法。这种取穴法需要做出相应的动作姿势才能出现参考标志。

例如：闭口取颧弓和下颌切迹之间的凹陷处为"下关穴"；张口则取耳屏前的凹陷处为"耳门穴、听宫穴、听会穴"；屈肘在肘横纹头处取"曲池穴"；外展上臂时肩峰前下方的凹陷中则取"肩髃穴"；将拇指竖起，当拇长、短伸肌腱之间凹陷中取"阳溪穴"。

固定标志法

主要是指利用身体的五官、毛发、指（趾）甲、脚踝、乳头、肚脐或骨节凸起、凹陷及肌肉隆起等固定标志来取穴的方法。一般在按摩速疗时，可参考人体穴位图来定位取穴。

例如：肚脐中央为"神阙穴"，两乳头连线中点是"膻中穴"，鼻尖取"素髎穴"，两眉中间取"印堂穴"，低头后颈部第七颈椎棘突下是"大椎穴"，等等。

05 点穴常见的八大手法

在中医学上，点穴法被广泛应用于各种疾病的临床治疗中。其将手法和经穴相合，通过气血营卫的循环，促进五脏精气的反应，使先天的支配能力和后天的供给气血过程达到生理正常，从而消除疾病症状，恢复健康。点穴法主要分为点、闭、拿、弹、拨、提、压、掐8种手法，与按摩相互配合有更好的疗效。

点法

点法是以各指指端、肘部或屈指关节突处，按压在人体某一部位或穴位上，并逐渐用力下压的一种手法。点法分为拇指点法、中指点法、食指点法和指节背点法，常用于胸腹部、背腰部、四肢、臀等组织肥厚部位。

闭法

取一穴位，用掌的后半部发出寸劲拍下，然后紧紧贴住所拍的穴位，把穴位闭住，此为闭法。

拿法

用拇指和食、中二指，或拇指和其他四指对称用力，提拿一定部位或穴位的一种手法。一般包括三指拿和五指拿等。拿法刺激性较强，多用于颈项、肩背、四肢等肌肉筋腱较厚的部位等。

弹法

以拇指和中指、食指将穴位处的筋头捏拿着，突然向上一提，再向下一丢，如弹弓弦一般，此为弹法。在以弹法施治时，被治者一般会出现酸、麻、胀的触电传导感觉。

拨法

以左手的拇指和中指、食指，将经筋和神经的形走部位一端拿稳后，固定不动，右手的拇指、食指、中指沿着经筋行走的部位突然提起丢下，或向相反的方向直推向另一端头，此为拨法。

提法

根据各个不同的部位，如腰背部，用双手的拇指、食指、中指，将肌肉和肌腱提起向上并依次走动，此为提法。

压法

一般以手指、掌面或肘尖为着力点来对体表的治疗部位进行按压的手法。有指压法、掌压法和肘压法。压法常用于胸背、腰臀以及四肢等部位。

掐法

用手指指尖用力按压穴位的一种手法。掐法用力较重而刺激面积较小，是开窍解痉的强刺激手法。一般用于人中等面部、四肢肢端较敏感的穴位。

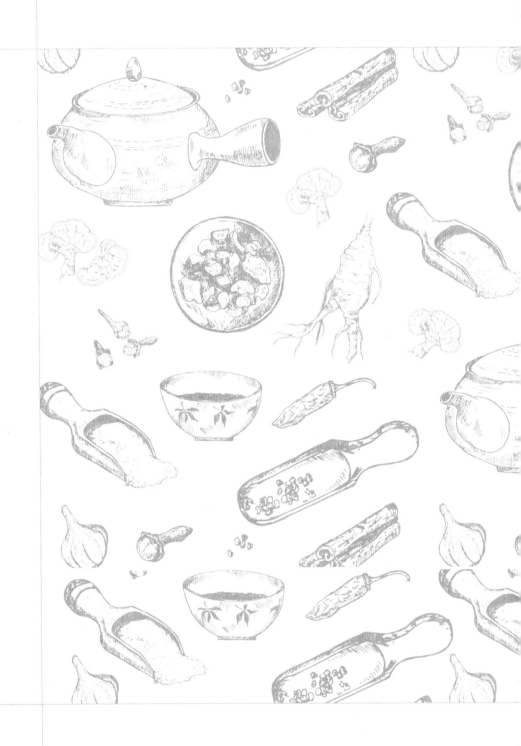

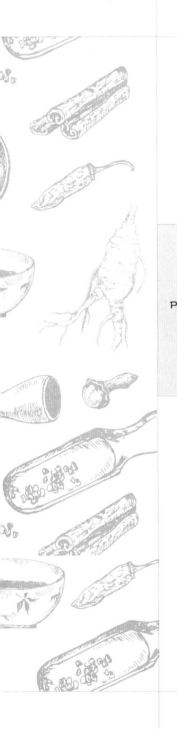

PART **2** 按摩、刮痧、
艾灸、拔罐

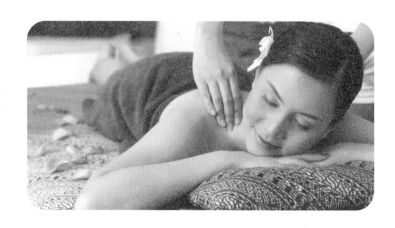

按摩的特点与功效

（1）按摩的特点

简单易学，受限制少

按摩速疗操作简单，易上手学习，也不需要复杂昂贵的器具设备，不受场所限制，也没什么副作用，经济实用，疗效显著，男女老少皆可按摩，尤其深受现代社会上班族的青睐！

三大类按摩各显神通

按摩速疗一般可分为保健按摩、运动按摩和医疗按摩。

保健按摩：最常见的一类大众按摩速疗，目的在于调节人体免疫、增强体质、延年益寿等。可缓解头颈肩、胳膊、腿足等部位的肌肉酸痛等亚健康状态。如中式按摩、日式指压按摩、泰式按摩、足部按摩等。

运动按摩：主要帮运动员调节竞技状态，促进潜在体能，取得最优运动成绩。目前已经广泛应用于国内外的一些比赛场合。

医疗按摩：又称推拿疗法，在保健按摩的基础上增加了康复性治疗，不仅对于一些慢性疾病、功能性疾病的疗效显著，还可治疗一些外科病。常见于医院、诊所等康复科，致力于治疗后康复，对按摩技师的专业知识和操作技能的要求很高。如中医推拿手法、整骨按摩等。

适应范围广，可单疗也可配合其他疗法

按摩速疗的适应范围很广泛，有病可治病，无病则可强身健体。速疗方法可单独应用，也可以配合其他疗法应用，如针灸、拔罐、刮痧等。

（2）按摩的功效

按摩身体穴位可通其经脉、调其气血，平衡阴阳，调和五脏六腑，以达祛病健体之目的。每天抽出10分钟进行按摩速疗，不仅可以缓解疲劳疼痛，还可以改善人体免疫、防病治病、增强健体。其主要功效有以下5点：

活血化瘀

适当的按摩疗法能够活血化瘀、松解粘连、消除痉挛、缓解疼痛，比如用于治疗肩周炎，可消除或缓解局部疼痛。

疏通经络

《黄帝内经》言："经络不通；病生于不仁，治之以按摩。"《医宗金鉴》亦记载："按其经络，以通郁闭之气，摩其壅聚，以散瘀结之肿，其患可愈。"这都说明按摩确有疏通经络的作用。

按摩理疗通过刺激末梢神经，可促进血液、淋巴循环及组织间的代谢过程，调节各组织、器官间的功能，提高机能的新陈代谢水平。比如：揉按足三里穴、推脾经，可增加消化液的分泌功能；按摩胃俞、脾俞和足三里等穴，则能疏通胃经、祛寒止痛，可缓解腹部受寒、胃痛、腹胀及不思饮食等。

调节脏腑

《黄帝内经》中记载："阴胜则阳病，阳胜则阴病。阳胜则热，阴胜则寒。"讲的就是阴阳失调则伤脏腑，疾病便会乘虚而入。按摩速疗可借以按摩手法调节身体阴阳平衡，护好脏腑功能。比如，用轻柔手法推拿头部，能抑制大脑皮质；反之，如果用较重、较快手法按揉，则能兴奋大脑皮质。按摩速疗在调整血压、血糖、心率，调节胰岛素和肾上腺素的分泌等方面也有

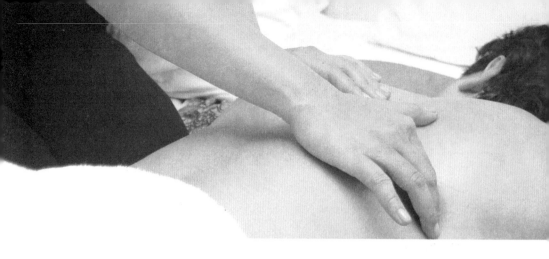

成效。对糖尿病患者进行适当有效的按摩速疗可有效控制血糖值。

脊柱两侧分布着五脏六腑的重要穴位（如心、肺、肝、胆、脾、胃、肾、大小肠俞，大椎、至阳、命门、阳关、八髎等），经常按摩肩背腰臀部，可以刺激脊髓神经，调节脏腑，防治腰、脊、脑部的疾病。

强筋健骨

在肝、心、脾、肺、肾五脏中，肾为先天之本，素有"肾主骨"之说。《素问·阴阳应象大论》指出"肾生骨髓"，髓藏骨腔之中，以充养骨骼，所谓"肾充则髓实"。

而骨质疏松症则属于中医的"肾虚"。小儿先天不足，容易患上佝偻病；壮年肾气亏损，颈椎、腰椎骨质增生等病症则会横生。如常按摩肾俞、关元等穴位，能补肾强骨、通利关节。如果是骨伤患者，按摩速疗可促进关节滑液的代谢，增强关节囊和关节的韧性。

扶正祛邪

中医认为"正气存内，邪不可干"，正气是人体正常的机能状态，如果阴阳气血运转失常，则正气受损。如果要增强身体抵抗力，就要扶正祛邪。正如《素问·邪客篇》中所说，要"补其不足，泻其有余，调其虚实，以通其道而去其邪"。

按摩速疗可通过按摩刺激人体穴位，促进身体的消化和代谢功能，提高肺活量，扶正祛邪，增强体质。经常按摩在减肥和皮肤养生方面也颇有成效。如常按摩关元穴，对于气虚所致的疲乏、活力下降等亚健康状态有极好的防治作用。

按摩的适应证和禁忌证

按摩速疗虽然可治病，在内外科、妇科、儿科和五官科等方面有很多适应证，但也有禁忌证，有一些病症是不适合做按摩速疗的。

（1）按摩的适应证

内科

呼吸系统病症：感冒、发热、咳嗽、肺炎、哮喘、支气管炎等。

神经系统病症：头痛、高血压、中风后遗症、失眠多梦、神经衰弱、三叉神经痛、抑郁症、眩晕、坐骨神经痛、多发性神经炎等。

消化系统病症：呕吐、胃痛、消化不良、食欲不振、腹泻、腹痛、消化性溃疡、便秘等。

外科

术后康复、颈椎病、疲劳综合征、肩周炎、腰椎间盘突出症、落枕、腰酸背痛、腰肌劳损、腱鞘炎、强直性脊柱炎、关节扭伤、腿抽筋等。

妇科

痛经、月经不调、产后缺乳、闭经、乳腺增生、产后腹痛、乳腺炎等。

五官及皮肤科

近视、急性结膜炎、白内障、鼻炎、耳鸣耳聋、黑眼圈、眼袋等。

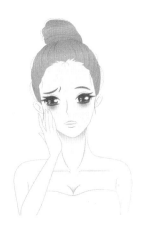

儿科

感冒、咳嗽、发热、厌食、呕吐、腹泻、便秘、夜啼等。

其他如一些男女科两性疾病以及养生养颜等方面，也可结合按摩进行速疗。

（2）按摩的禁忌证

各种急性类病症

如急性高热病症、急性传染病、急性骨髓炎、急性腹膜炎、急性阑尾炎、急性颈部脊椎损伤等。

传染性、皮肤溃疡破损类病症

伤寒、梅毒、淋病、脑膜炎、痢疾、结核性关节炎、传染性皮肤病、皮肤湿疹、水火烫伤、皮肤溃疡、肿瘤以及各种疮疡等病症。

特殊生理期

女性处于特殊生理期或怀孕期，不宜进行按摩速疗。

体弱多病、高龄气虚、恶性贫血

一些久病体弱者、高龄气虚者、严重恶性贫血者应慎用头部按摩速疗。

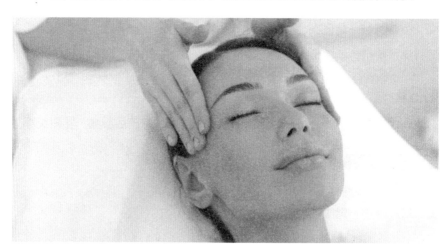

脑部疾病、恶性肿瘤等

严重心血管疾病，肾衰竭、心力衰竭和肝坏死等器官功能衰竭，脑栓塞、急性脑出血者，各种恶性肿瘤患者，慎用按摩速疗。

中毒症状

如食物中毒、药物中毒、煤气中毒、毒蛇咬伤、狂犬咬伤等禁用按摩。

按摩穴位时遵循的原则

按摩速疗时主要取穴位按摩，不同的穴位，按摩受力快慢也各不同。按摩速疗看似简单，但力度、速度、时间也要掌握好适中原则，才能取得更好的功效。具体如下：

（1）速度适中

按摩穴位时，手法快慢速度要适中，由慢逐步加快速度，给身体一个适应的过程。均匀适中的按摩速度，能使身体受力更好，也更放松。

（2）力度适中

按摩速疗时可以先轻后重，逐步加大力量。力度过小起不到应有的刺激作用；过大易产生疲劳，且易损伤皮肤。

每个人的身体耐受力不一样，力度需恰到好处。胖一点的人在进行按摩速疗时，身体耐受力更重，力度略重才能起到治疗的效果；年轻人力度可大些，老人、小孩力度要减小。

此外，不同的身体部位对按摩的力度要求不一样。如腰、臀、腿、背，力度可大一点，可深按或重按；胸前、腹部则需力度适中；脑部按摩更需谨慎，力度要轻柔一些；肾部则不能猛烈拍打或击打。

（3）时间适当，持之以恒

按摩速疗治病不像西医西药的效果那么立竿见影，需要假以时日才逐渐显出效果，所以应有信心、耐心和恒心。另外，还要掌握按摩速疗的时间，每次以10~30分钟为宜。最好早晚各一次，如清晨起床前和临睡前。

12种常见按摩基础手法

按摩速疗的手法有很多种，常用的按摩手法有推法、按法、压法、点法、揉法、捏法等。在按摩时，可根据不同的部位和病症选用不同的手法，治疗功效更佳。

本章主要介绍推法、按法、揉法、捏法、拿法、滚法、压法、运拉法、掐法、拍打法、摩法、点法这12种常用易操作的手法。

（1）推法

手法介绍

推法主要以手、肘、足等部位进行单方向的直线推动，是临床常用的手法之一，也非常适用于居家自我按摩速疗。

根据推法用力的大小，又分轻推法和重推法。轻推法可用于开始和结束时，也可以结合其他手法轮换使用，可镇静止痛，缓和不适感；重推法可用于按摩的不同阶段，具有疏通经络筋脉、活血散瘀、缓解痉挛等作用。

适用部位

该手法基本可适用于全身各部位，如头面、四肢、胸腹部等。

主要功效

具有疏风散寒、活血化瘀、理气止痛、疏经通络、消积导滞、舒缓肌肉疲劳、调和面部气血、减少皱纹等功效。

操作要领

用指或掌等部位着力于被按摩的部位上，向上或向两边推挤肌肉。用力必须均匀适中，以直线或沿肌肉方向推之，一般推3~5次。

轻推用力小，重推用力大。做全掌重推法时，四指并拢，拇指分开，要求掌根着力，虎口稍抬起，必要时可用另一手掌重叠按压于手背上，双手同时向下加压，沿着淋巴流动的方向向前推动。

指、掌等着力部分要紧贴皮肤，用力稳且均匀，切忌用蛮力，以免损伤皮肤。

（2）按法

用指、掌或肘深压于体表一定部位或穴位。按法又分指按法、掌按法、肘按法三种。

指按法：指面着力按压体表某一部位或穴位。

掌按法：用单掌或双掌掌面或掌根，或双掌重叠按压体表某一部位。

肘按法：以肘尖代替指或掌，着力于施术部位进行按压。

适用部位

指按法适用于全身各部位穴位，掌按法常用于腰背及下肢部位穴位，肘按法力度更大，适用于体形较胖的人、肌肉丰厚的部位。

主要功效

具有疏通经络、调节气血、放松肌肉、镇静止痛的作用。

操作要领

指按法的穴位要准确，用力以病人有酸、胀、热、麻等感觉为度。

用按法需紧贴被按摩部位，由轻而重，逐渐用力，稳而持续，按而留之，使力达组织深部。

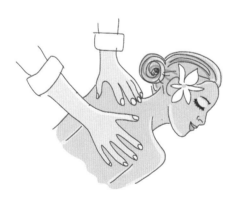

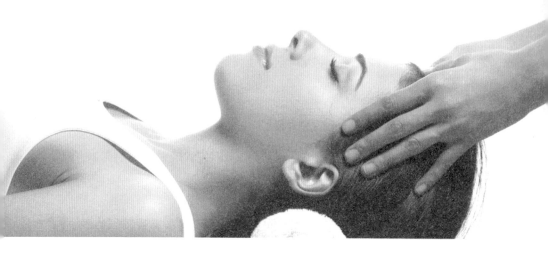

（3）揉法

用手的不同部位，如指、掌、肘部等着力于按摩部位上，做圆形或螺旋形的揉动，带动皮下组织随手指或掌的揉动而滑动的手法。一般可分为指揉法和掌揉法。

揉法比较轻柔，刺激量小，可适用于全身各部位。一般而言，指揉法多用于眼睛周围、关节、肌腱部等；全掌或掌根揉多用于上腹部、腰背部和肌肉肥厚部位等。

具有缓解肌肉痉挛、活血化瘀、舒筋通络、消积导滞、养气益血、改善新陈代谢、消肿止痛的作用。

用手指螺纹面或掌面放在按摩穴位上，以腕关节连同前臂或整个手臂做轻柔缓和的回旋揉动。以揉法按摩时，指或掌要紧贴体表部位，手腕放松，不要过分牵扯周围皮肤。

（4）捏法

捏法就是用拇指和其他手指一起合力提捏身体某一部位的皮肤和肌肉。

适用部位

多用于头颈、脊椎、腰背、四肢等部位。

主要功效

具有调和阴阳、增补元气、健脾和胃、行气活血的作用，常用于治疗食欲不振、消化不良、腹泻、失眠及小儿疳积等症。

操作要领

和拿法相似，但捏法要将皮肤肌肉捏住提起来，注意捏提皮肤，双指或手交替捻动，向前推进。

（5）拿法

手法介绍

用拇指和食、中二指，或拇指和其他四指对称用力，提拿一定部位或穴位的一种手法。一般包括三指拿和五指拿等。

适用部位

拿法的刺激性较强，多用于颈项、肩背、四肢等肌肉筋腱较厚的部位等。

主要功效

具有疏通经络、缓解肌肉酸胀和痉挛、消除全身疲劳、调和阴阳、祛风散寒、泄热止痛等作用。临床上，按摩风池等穴位及颈项两侧部位，可治疗外感头痛；也可用于运动按摩振奋精神。

操作要领

用拇指和食、中指指端对拿于患部或穴位上做对称用力、由轻而重的来回拿按。拿法肩臂要放松，腕要灵活，用指面相对用力提拿。

拿法刺激强度较大，持续时间宜短，次数宜少，可和按法、揉法结合运用，用以舒缓强刺激引起的不适。

（6）滚法

手法介绍

用手背近小指侧部分或小指、无名指、中指的掌指关节突起部分着力，附着于一定部位上，持力作用于被按摩部位上。可分为小鱼际滚法和手背滚法。

适用部位

滚法施用面广，压力较大，适用于肩背部、腰骶部及四肢部等肌肉丰厚的部位，常用于治疗运动损伤及消除肌肉疲劳。

主要功效

具有活血散瘀、滑利关节、祛瘀止痛、促进血液循环、消除肌肉疲劳、增强肌肉及韧带的活动能力和柔韧性张力等作用。

操作要领

肩臂和手腕要放松，肘关节微屈，用力均匀。滚法频率一般在每分钟约150次为佳。

（7）压法

手法介绍

一般是指以手指、掌面或肘尖为着力点来对体表的治疗部位进行按压的手法。有指压法、掌压法和肘压法。

适用部位

常用于胸背、腰臀以及四肢等部位。

主要功效

具有疏通经络、活血止痛、镇惊安神、祛风散寒、舒展肌筋等作用。

操作要领

用拇指或掌面用力按压穴位，一边用力按压，一边以顺时针方向或由上而下进行滑动。肘关节压法则以肘尖部为着力点进行按压，肘压力量以患者能够忍受为原则。压法常规操作1~3分钟。

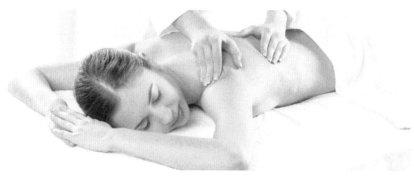

（8）运拉法

手法介绍

一手握住关节远端肢体，另一手握住关节近端肢体，在关节的生理活动范围内做被动性运动的手法。常在按摩的后阶段使用，能滑利关节。

适用部位

适用于肩、肘、腕、髋、膝、踝等关节部及颈腰部等。

主要功效

具有滑利关节、舒筋活血、增进关节活动幅度、消除关节屈伸不利、缓解疲劳酸痛等作用。

操作要领

运拉动作要缓和，用力要稳，动作幅度要在生理活动范围内做到由小到大。

（9）掐法

手法介绍

用手指指尖用力按压穴位的一种手法。掐法用力较重而刺激面积较小，是开窍解痉的强刺激手法。

适用部位

一般用于人中等面部、四肢肢端的较敏感穴位。

主要功效

具有消除局部肿胀、镇静安神、开窍醒神、行气通络等作用。常用于晕厥、惊风、抽筋等急救病症，是穴位按摩常用的手法。

操作要领

用拇指或食指指甲，在一定穴位上反复垂直向下掐按。

用于急救时，手法宜重、快，但要防止指甲刺破皮肤。

用于点掐穴位时，可配合揉法运用，以缓解不适感。

用于局部消肿时，由肿胀部位远心端逐渐向近心端移动，用力不可过大。

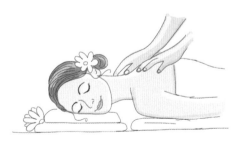

（10）拍打法

手法介绍

用手掌或手侧面等拍打体表的手法。拍打法在临床上较为常用，多作为治疗的辅助手法。

适用部位

可用于全身各部，但是胸腹部却极少应用，常用于肩背、腰骶、臀及大腿等部位。

主要功效

具有舒经活络、调和气血、缓解痉挛、消除疲乏等作用。

操作要领

拍打时，两手半握拳或五指并拢形成空心掌，掌心向下，两手连续地上下左右交替拍打，频率要均匀。缓慢拍打法常用于运动后缓解消除疲劳；急切快的拍打法则可用于运动前提高神经肌肉的兴奋性。

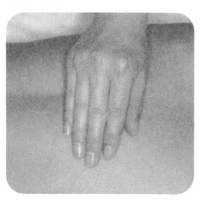

（11）摩法

手法介绍

用掌面、指面等部位，以腕部关节带动前臂，做缓和、有节律的环形抚摩活动的手法。一般包括指摩法和掌摩法。主治食积胀痛、气滞血瘀、消化不良、痛经、胸胁迸伤、肢体麻木、小儿发热等病症。

适用部位

多用于胸、腹、腿、面等部位。

主要功效

具有和中理气、消积导滞、调节肠胃蠕动、活血化瘀、镇静催眠、消肿止痛等作用。

操作要领

在按摩开始或结束时都可运用此法，可有效减轻疼痛或不适。亦可结合揉法、推法、按法等手法。

操作时，指或掌不要紧贴体表，可在体表做回旋性的摩动，力度温和，可沿顺时针或逆时针方向均匀往返的连贯操作。频率根据病情的需要而定，慢的30~60次/分，快的100~200次/分。

（12）点法

手法介绍

点法是以各指指端、肘部或屈指关节突处，按压在人体某一部位或穴位上，并逐渐用力下压的一种手法。点法分为拇指点法、中指点法、食指点法和指节背点法。

适用部位

常用于胸腹、背腰、四肢及臀等组织肥厚部位。

主要功效

具有疏通经脉、调理脏腑、活血化瘀、祛散风寒、开导闭塞等作用。

操作要领

用拇指顶端，或中指、食指之中节，或拇指之桡侧，点按某一部位或穴位。常结合按法使用，如点按太冲等。

按摩的注意事项及异常反应处理

（1）注意事项

进行按摩速疗时还应注意以下几个问题，以免出现不良反应。

※在出现极端情绪时，不宜进行按摩速疗，建议保持轻松舒服的心理状态。

※按摩时间宜在饭后2小时后，饱食之后不要急于按摩。

※按摩前做好准备。注意个人卫生以及勤修指甲，不戴戒指、手链、手表等硬物，以免划伤皮肤。同时注意室温及被按摩部位保暖。

※可先在按摩部位涂抹一些皮肤润滑剂，比如按摩膏、精油、凡士林等，以免按摩时过度刺激皮肤。

※明确病症、穴位、手法，做到心中有数、考虑全面，有中心有重点。

※采用舒服的按摩体位，有利于各种手法的操作。

※按摩不宜用力过大。一旦出现头晕、心慌、胸闷等症状，应立即停止按摩，采取休息、饮水等措施。

※按摩力量由轻而重，按摩手法次数由少到多，按摩的穴位逐渐增加。

　　※按摩速疗并非立竿见影，应长期坚持。

（2）异常反应处理

　　按摩速疗结束后一般会感到全身轻松舒适，有些颈肩背等按摩会有不同程度的疲劳疼痛感，这是常见反应。按摩后要注意适当休息，避免寒凉刺激，更不要再度损伤。

　　但极个别患者可能会出现一些不良反应，如晕厥、疼痛加重等，本部分主要介绍出现异常反应时应如何做出准确快速的处理。

疲乏

　　若过度疲乏，按摩后可多喝水，一般休息后可恢复，亦可配合头面部手法操作，如推抹前额，刮眼眶，按揉太阳、风池及肩井等缓解疲乏现象。

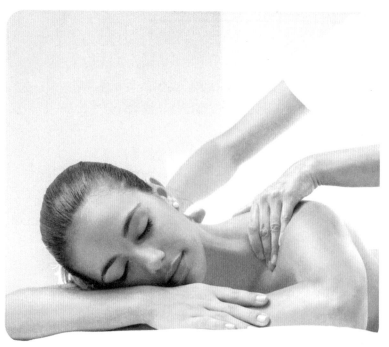

岔气或肌肉损伤

体位不舒适、按压用力过猛、患者肌肉紧张都可能造成肌肉损伤或岔气。当出现岔气时，要请人配合自己的呼吸对上肢进行牵拉，或者推压后背以减轻痛感。对于肌肉皮肤损伤，可用红花油轻涂血瘀处一两次。

皮肤破损

若局部出现皮肤发红、疼痛、破裂等现象，应立即停止按摩速疗，同时做好皮肤消毒和保护，以免发生感染。

皮下出血

按摩手法过重或时间过长，或本身有血小板减少症，或老年性毛细血管脆性增加，在按摩部位可能出现皮下出血。如果只是局部出现，一般不必处理；若局部青紫严重，待出血停止后可用缓摩法消肿散瘀。

晕厥

若突然出现头晕目胀、心慌气短、胸闷泛呕、四肢出冷汗，甚至晕倒等现象，应该立即停止按摩，患者取头稍低位，轻者静卧片刻或服温开水、糖水后即可恢复，重者可配合掐按人中、老龙、十宣或送医就诊。

骨折

按摩用力要先轻后重，不可用蛮力随意重压猛拍。若手法过重或过于粗暴导致骨折，应该立即停止按摩，按骨折处理原则及时整复固定。

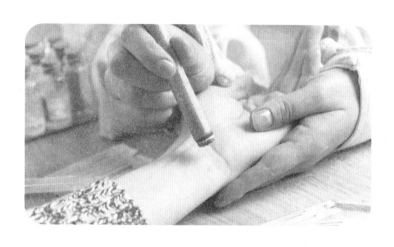

艾灸的主要功效

《本草纲目》中明确记载了艾灸的功效："灸之则通诸经，而治百种病邪，起沉疴之人为康泰，其功亦大矣。"艾灸历来在中医临床应用中的地位举足轻重，具有驱寒邪、补元阳、通经络、调正气、清毒热等功效，对治疗多种现代疾病都功效显著。艾灸速疗不仅能祛百病，还有"防病于未然"的保健养生作用。其主要功效如下：

温经散寒调气血

《灵枢·刺节真邪》中言"脉中之血，凝而留止，弗之火调，弗能取之"，其中"火调"指的就是艾灸。艾灸速疗以温热刺激穴位，可温经散寒、调节气血，可治疗因血气运行不畅、留滞凝涩引起的痹证、腹泻等疾病。灸相关穴位，还可以调和气血、疏通经络、平衡机体功能，可用于治疗疮疡疔肿、冻伤、癃闭、不孕症、扭挫伤等疾病。

拔毒清热双向调

艾灸不仅在治疗寒证方面功效卓著，于清热祛毒也有不错的实效。《黄帝内经》中曾提到用艾灸可以治疗痈疽，唐代的《千金要方》里也指出"小肠热满，灸阴都，随年壮""消渴，口干不可忍者，灸小肠俞百壮，横三间寸灸之"，认为艾灸有宣泄脏腑实热的作用。

因此，中医认为灸法能以热引热，使热外出。艾灸只要疗法得当，可祛寒清热，实则对机体有双向调节作用。

扶阳固脱挽垂危

《伤寒论》记载"少阴病吐利，手足逆冷……脉不至者，灸少阴七壮""下利，手足厥冷，烦躁，灸厥阴，无脉者，灸之"。艾灸温通阳气，可扶阳固脱、回阳救逆，挽救垂危之疾，如用大艾炷重灸关元、神阙等穴，可治疗出现呕吐、下利、手足厥冷、脉弱等阳气虚脱的重危患者。在临床上常用于中风脱症、急性腹痛吐泻、痢疾等急症急救。

升阳举陷固机体

《灵枢·经脉》说"陷下则灸之"。阳气虚弱不固可致上虚下实、气虚下陷，继而出现崩漏、滑胎等症。用艾灸灸百会穴则可以升阳举陷，安胎固经，补阳益气；亦可治疗卫阳不固、腠理疏松者，如脱肛、阴挺、久泄久痢等病症。

通络益气增免疫

人体遍布着经络，经络内联脏腑，外布体表肌肉，是连接内外、调节机体运行之关键。经络"行血气"而使营卫之气密布周身，在内和调于五脏，洒陈于六腑，在外抗御病邪，防止内侵。因"六淫"侵袭导致气血凝滞、经络受阻，出现肿胀疼痛等症状或一系列功能障碍，而用艾灸相关穴位可疏通经络、调和气血、平衡机能，增强人体免疫力，起到保健养生的作用。

艾灸的适应证和禁忌证

艾灸速疗源远流长，基本属于百病可治可防，不良反应小，无毒无害。适应证十分广泛，内、外、妇、儿等各科急慢性疾病都有适应疗法。总而言之，不论寒、热、虚、实、表、里、阴、阳，都可以艾灸之，一般阴、里、虚、寒证多灸；阳、表、实、热证少灸。但艾灸疗法要安全适当使用，方能取得更好的治疗效果，因此要详细了解艾灸的适应证和禁忌证。

（1）艾灸的适应证

内科：感冒咳嗽、支气管、腹痛、呕吐、久泻久痢、虚脱、中风、休克等。

外科：痔疮、肠梗阻、脱肛、血栓闭塞性脉管炎、阑尾炎、胃下垂、肾下垂等。

骨科：风寒湿痹、颈椎病、落枕、风湿性关节炎、类风湿关节炎、肩周炎、慢性腰肌劳损等。

五官科：耳鸣、耳聋、过敏性鼻炎、牙痛、鼻出血等。

妇科：痛经、闭经、月经不调、带下病、子宫脱垂、乳腺增生、产后缺乳等。

男科：阳痿、早泄、遗精、前列腺炎、前列腺增生症、不育症等。

儿科：腹泻、百日咳、便秘、惊风、伤食、肺炎等。

（2）艾灸的禁忌证

患传染病、高热、昏迷、抽风、肺结核、严重贫血或咳血等急症，实热证、阴虚发热症，忌灸。

身体极度衰竭、形瘦骨立者，空腹、过劳、过饱、过饥、醉酒、大渴、大惊、大恐、大怒者，对灸法恐惧者，慎灸。

不宜在风雨雷电、奇寒盛暑、大汗淋漓、妇女经期之际施灸（治大出血例外）。

脸部、颈部、手臂等暴露部位慎用直接灸，以防形成瘢痕。

眼球、大血管处、心脏部位、肌腱潜在部位、关节部位，妊娠期妇女的腰骶部和下腹部，男女的乳头、阴部、睾丸等部位，忌灸。

皮肤痈疽疖疮发作期间，局部红肿热痛者，忌灸。

无自制能力的人（精神病患者）等，忌灸。

如何选购艾灸原料

《本草纲目》记载："凡用艾叶，须用陈者，治令细软，为之熟艾。"一般来说，用新艾施灸，火烈且有灼痛感；而用陈艾施灸，灸火温和，灸感明显，疗效好。

艾条优劣直接影响施灸的效果，想要选购质量好的艾条，一般要从艾条的形、火、绒三方面着手。

形 优质艾条整体挺拔结实、不松软，气味芳香；劣质艾条则质地松软，杂质含量较多，甚至有刺激气味。

好艾条火力不刚烈，弹掉艾灰，艾头红透，艾烟向上；普通艾条冒出的烟发黑，火力不均匀，有刺激性气味。 **火**

艾绒 选艾绒可以一捏、二看、三闻。

一捏：好艾绒中没有枝梗或其他杂质，柔软细腻，用拇指、食指和中指捏起一撮，能成型。

二看：陈年艾绒的颜色一般是土黄或者金黄色；新艾绒一般夹有绿色。

三闻：陈年艾绒闻起来是淡淡的芳香，不刺鼻；而新艾绒则是青草味。

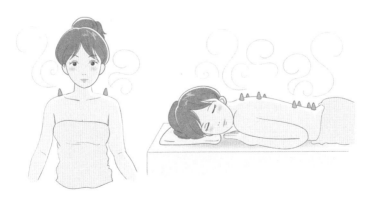

常见的 8 种艾灸基础方法

与针灸相比，现代艾灸速疗操作比较简单，不需要专业行针。艾灸根据艾绒制作的不同及施灸时使用的工具不同，又分为艾炷灸、艾条灸、器灸等，而天灸则是一种非艾灸法。

本章主要介绍适合居家治疗的艾条灸速疗手法，如雀啄灸、回旋灸、温和灸、隔姜灸、隔盐灸、隔蒜灸、隔药饼灸、艾灸盒灸等。

1 雀啄灸

施灸者手持点燃的艾条，在距离穴位皮肤上方约3厘米处进行固定熏灸，使施灸部位温热而无灼痛感，可以更好地让艾热循经而入，激发穴位。一般每处熏灸约5分钟。由于本手法像鸟雀啄食一样做上下、远近动作，故称"雀啄灸"。

雀啄灸法一般单独使用，多于定点灸法前用以激活穴位，主要用以治疗昏厥急救及小儿疾病等。此手法运用时，避免艾条触及皮肤，也要及时掸除烧完的灰烬，时速均匀，过快达不到目的，过慢则易造成局部灼伤及刺激不均，影响疗效。

2 回旋灸

回旋灸在艾灸速疗中较为常见，施灸面积广泛。其分为两种：

一是平面回旋灸。将艾条燃着端先在选定的穴区或患部熏灸测试，至局部有灼热感时，即在此距离做平行往复回旋施灸，每次灸约15分钟，以局部潮红为度。此法适用于呈线状或片状分布的风湿痹痛、神经麻痹等范围稍大的病症。

二是螺旋式回旋灸。将灸条燃着端反复从离穴区或病灶最近处，由近及远呈螺旋式施灸。此法适用于病灶较小的痛点以及治疗急性病症，其热力较强，以局部出现深色红晕为宜。

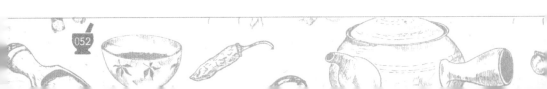

3 温和灸

温和灸又称温灸法，手持艾条燃着端在离施灸部位3厘米左右的高度进行固定熏灸，使施灸部位温热而不灼痛；也可使用灸架将艾条固定于施灸处上方进行熏灸，可同时在多处进行灸治。每处需灸5分钟左右。

本法火力温和，可温经散寒、活血散结。针对小儿施灸时，施灸者可将另一只手的食指和中指分置于施灸部位两侧，用手指感觉局部皮肤的受热程度，以便调节施灸距离，防止烫伤。

4 隔盐灸

用食盐填平脐孔，再放上姜片和艾灶施灸，可用于神阙穴（脐窝部）施灸。需注意的是，本法主要用于神阙穴，极少用于其他穴位。若患者脐部凸起，可用水调面粉，搓成条状围在脐周，再将食盐放入面圈内隔盐施灸。

中医认为，盐是入肾的，隔盐灸可以温阳散寒、补肾益气。但原料盐并非食用盐，而是青盐或粗盐，用盐时先把盐炒至温热，再放至常温或温热。隔盐灸对急性腹痛吐泻、痢疾、四肢厥冷和虚脱等病症具有回阳救逆之功。

5 隔姜灸

用厚约0.3厘米的生姜一片，在中心用三棱针穿刺数孔，将艾灶放在穴位上施灸，待患者有局部灼痛感时可将姜片提举，灼热感缓解后重新放下再灸，一般每次灸6~9壮，以皮肤局部潮红不起疱为度。本法不可用干姜或嫩姜，宜选用新鲜老姜，沿生姜纤维纵向切取。操作完毕，可用正红花油涂于施灸部位，避免皮肤灼伤，活血化瘀，散寒止痛。

此法操作简便，取材方便，易于掌握，一般不会引起烫伤，已成为现代最常用的隔物灸法之一。根据病情反复施灸，对如呕吐、泄泻、腹痛、风寒湿痹、关节疼痛、阳痿、痛经、周围性面神经麻痹等虚寒病症疗效显著。

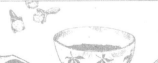
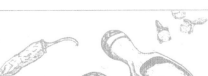

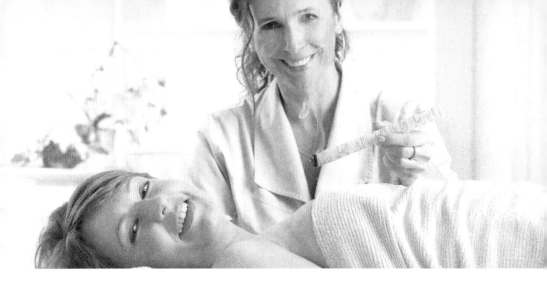

6 隔蒜灸

取新鲜独头大蒜，切成0.3厘米厚蒜片，用针在蒜片中间刺数孔，放于穴区，上置黄豆大的艾炷施灸，每灸3~4壮更换蒜片，继续灸治。也可将大蒜捣成泥膏状，制成0.3厘米厚圆饼，大小按病灶而定，敷于穴上或患处，放上艾炷进行施灸。

隔蒜灸主要用于治痈疽疮疖、蛇咬、蝎蜇等外伤，肿痛、腹中积块、肺结核、瘰疬等症，具有拔毒、消肿、定痛等疗效。

7 隔药饼灸

操作时，先在穴位处放好药饼，用艾炷或艾条进行灸治。药饼可为单味中药或加1~2味辅助中药研末制作而成的隔药饼灸；或将复方中药煎汁、研末后制成小饼状。药饼配方强调辨证施治，要求新鲜配制，现制现用，且只能用一次。

本法适用于咳喘、骨质增生及脊髓空洞症、冠心病、慢性溃疡性结肠炎、小儿硬皮病、胃下垂、脾虚证、软组织损伤、足跟痛、过敏性鼻炎、老年骨质疏松症、肱骨外上髁炎、小儿厌食症、术后腹胀等难治性病症，也可用于抗衰老等保健养生。

8 艾灸盒灸

将艾灸盒置于艾灸部位，灸治半小时左右，以皮肤潮红发热为度。每个人对温度的承受度不同，可通过艾灸盒里的艾条高度调节艾灸温度，避免烫伤。

艾灸的注意事项及异常反应处理

（1）注意事项

艾灸前后，忌食生冷食物、开空调，可喝一点温热水促进新陈代谢。

施灸中如出现发热、口渴、红疹、皮肤瘙痒等异常症状时，可继续灸治，一般会自行消失。

运动后、过度劳累、精神紧张、饥饿时不宜艾灸。

施灸时宜聚精会神，以免烧烫伤皮肤或损坏衣物。

对昏迷病人、肢体麻木及感觉迟钝的患者和小儿，灸量不宜过多。

施灸时场所不宜有风，而且穴位和时间可由少至多，艾灸热度逐渐增加。

如果患者要施用瘢痕灸，一定要明确是否有晕针史。颜面、大血管、关节处，眼周等穴位如晴明、丝竹空、瞳子髎等，不宜用瘢痕灸。

艾条灸后，若艾条没有燃完，可使用艾条灭火器具，也可将艾条燃头放入盛有少量水的容器内熄火。

（2）异常反应处理

灸疱处理

艾灸后体内湿气或毒素外排，一般会出现灸疱反应。小的无需额外处理，一般会自行康复；大的水疱可用消过毒的针具刺破，引流脓液，涂碘伏包扎以防止感染。

灸疮处理

艾灸后若伤口处发痒、发红、发肿、化脓，是湿毒外排的表现，可用碘伏消毒，不要清理脓苔。

灸疹处理

灸完两三天后局部一般会起一些红疹，多数属湿气外排的好转反应，多饮水，不需额外处理。但如起疹过敏严重，出现发热口干、奇痒等症状时，应及时就医治疗。

灸后失眠

艾灸一段时间后，因气血充足，也可能出现睡眠很少，但精力充沛的现象，不会疲乏无力，一般无需烦恼。

灸后腹泻便秘

灸后腹泻并非气虚，属于排毒反应。灸后便秘则多因气血虚或体内有热，多喝温水可缓解。

灸后上火

若灸后出现口干舌燥等上火现象，表明体内阴不胜阳，可多喝温水。

灸后无感

灸后感觉不到热，或无其他感觉，可能是身体经络瘀阻不通，也可能是患者身体不错而反应不大。

灸后月经提前或推迟

女性灸后若发生月经提前或推迟，属经络调节过程。

灸后腰酸背痛

若灸后出现腰酸腰痛，属"气冲病灶"，多因身体的陈旧损伤反应。

灸后调养

灸后应注意补气血，注意劳逸结合，调节情绪，睡眠充足，适当运动。饮食以清淡为主，不饮酒，多吃水果和蔬菜。

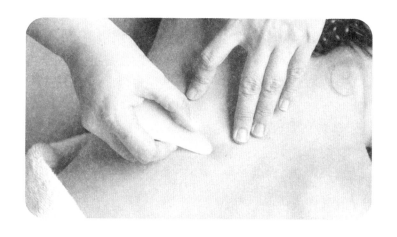

刮痧的主要功效

刮痧速疗集按摩、针灸、拔罐疗法之所长，对人体有理气活血、调节阴阳、舒筋活络、祛邪排毒等作用。

（1）理气活血

刮痧可使气血通达，舒筋活血，改善局部气血瘀滞状态，有效缓解酸痛。同时可扩张毛细血管，帮助血液循环，预防高血压发生，起到活血化瘀、祛瘀生新的作用。

（2）调节阴阳

"阴平阳秘，精神乃治。"中医强调机体阴阳关系平衡，阴胜则阳病，阳胜则阴病，也会产生"阳盛则热，阴盛则寒"等病症。

刮痧用特定的手法可以调和阴阳，改善脏腑功能，使脏腑阴阳得到平衡，改善睡眠障碍等。刮痧对阴阳平衡的调节是呈双向性的。血压不稳者，经刮拭躯干、四肢腧穴后，偏低的血压可升高，偏高的血压亦可降低。病在经络、皮肤表面属表，刮痧宜轻刮；病在脏腑、在筋骨者属里，宜重刮。

（3）舒筋活络

经络是运行全身气血、联系脏腑肢节、沟通上下内外的通路，维持人体的生理功能。经络不通，则气血运行不畅，皮、肉、筋、脉及关节失养而萎缩、疼痛，或五脏不荣、六腑不运。刮痧疗法通过刺激体表经络穴位，舒筋活络，可预防和改善经络气血偏盛、偏衰或气机紊乱等病症。

现代病如颈椎病、肩周炎、腰背痛等，皆因关节囊、韧带、筋膜受损伤，肌肉出现紧张收缩、痉挛疼痛，通过刮痧，可防止损伤后肌肉筋膜、韧带、关节囊等发生粘连、纤维化等病理变化，可消除肌肉紧张痉挛，缓解疼痛，利于病灶修复。

（4）祛邪排毒

我们的身体需要经过新陈代谢，才能把体内的废物、毒素排出去。刮痧可使局部组织形成高度充血，血管神经受到刺激使血管扩张，使体内的废物、毒素加速排除，体内血流畅通，恢复身体代谢活力，增强全身抵抗力，促进康复。

刮痧还可使热邪疾出，以清体内之瘀热、肿毒、脓毒等，达到清热利表之目的，扶正祛邪，止痉散结。

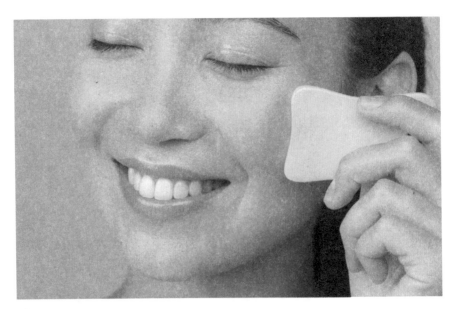

刮痧的适应证和禁忌证

（1）刮痧的适应证

内科：感冒、发热、中暑、头痛失眠、咳嗽、呕吐、腹泻、腹痛、急慢性支气管炎、哮喘、急慢性胃炎、水肿等。

五官科：中耳炎、耳鸣耳聋、鼻炎、牙痛、急慢性咽炎、急慢性扁桃体炎、急性结膜炎、口腔溃疡等。

骨伤科：落枕、肩周炎、腰肌劳损、颈椎病、肌肉痉挛、风湿性关节炎等。

妇科：痛经、闭经、月经不调、乳腺增生等。

（2）刮痧的禁忌证

严重贫血、糖尿病晚期、白血病等有出血倾向的病症患者禁止刮痧。

严重心脑血管疾病者、肝肾功能不全者禁止刮痧。

局部肿瘤患者手术后，肿瘤局部处禁止刮痧。

患有痈疮溃烂等传染性皮肤病、严重下肢静脉曲张者禁止刮拭。

骨折、韧带或肌腱急性扭伤、外科手术疤痕处，一般康复或三月后可进行刮痧。

女性在妊娠期、月经期禁止刮拭腰骶部区域。

小儿囟门未闭者禁刮。

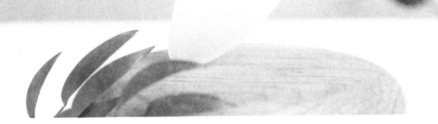

如何选购刮痧器具及原料

刮痧速疗要用到刮痧板和刮痧油，两者缺一不可。好的刮痧板不仅可减少刮痧的疼痛感，反而会有舒适感。

（1）刮痧板

牛角类

牛角刮痧板多为水牛角。水牛角是一种中药材，可发散行气、活血消肿、软坚润下、清热解毒、凉血定惊。牛角刮痧板质地坚韧且光滑耐用，忌热水浸泡、火烤或电烤。刮痧后擦干，涂上橄榄油存放。

玉石类

玉石有润肤生肌、清热解毒、镇静安神、辟邪散浊等功效。玉石刮痧板质地温润光滑，便于持握，触感舒适，尤其适合面部刮痧。避免与化学试剂接触或碰撞摔碎。

砭石类

砭石多用泗滨浮石，含有多种微量元素，可疏通经络、清热排毒、生热散结、促进新陈代谢，质感细腻、柔和，刮拭触感比较舒服。

（2）刮痧油

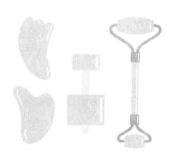

刮痧油是刮痧速疗必不可少的润滑剂，包括水、植物油、药油、乳膏类等。但要注意，皮肤过敏者及有外伤、溃疡、瘢痕、恶性肿瘤等禁用刮痧油。

也可用凉开水，但并无特殊治疗效果，一般少用。

植物油一般家常用即可，如芝麻油、茶籽油、菜籽油、豆油、花生油、橄榄油等，可滋润皮肤、开泄毛孔、活血行气。

药油刮痧效果更佳，包括红花油、跌打损伤油、风湿油等，也可自制药油使用，有清热解毒、活血化瘀、消炎止痛等作用。

乳膏类，包括凡士林、润肤霜、蛇油、扶他林乳膏或其他美容类乳膏等，具有活血化瘀、通络止痛、养颜消斑、滋养皮肤等作用。

常见的 6 种刮痧基础手法

刮痧一般根据刮拭角度等，主要有角刮法、面刮法、平刮法、推刮法、揉刮法、点刮法6种常见手法。

1 角刮法

使用刮板的角部在穴位处自上而下进行刮拭，刮板面与刮拭方向倾斜45度。分为单角刮法和双角刮法：用一个角即单角刮法，以刮痧板凹槽两侧的双角用力即为双角刮法，多用于脊椎部刮拭。角刮法不宜用蛮力，以免伤害皮肤。

2 面刮法

将刮痧板的一半长边或整个长边接触皮肤，倾斜30度～60度，自上而下或从内到外均匀地向同一方向直线刮拭。面刮法是刮痧中最常用的基本手法。

3 平刮法 平刮法可参考面刮法操作方法，刮板倾斜角度小于15度，侧重于向下按压和渗透，速度较为缓慢，适用于身体敏感的疼痛部位。

4 推刮法 推刮法可参考面刮法操作方法，刮板倾斜角度小于45度，刮拭速度慢，按压力大，每次刮拭的长度要短。

5 揉刮法 以刮痧板整个长边或一半长边接触皮肤，刮痧板夹角小于15度，做弧形旋转刮拭，力度均匀、缓慢、柔和。另一种是垂直揉刮法，即将刮痧板垂直按压穴位。

6 点刮法 将刮痧板角部与穴位呈90度垂直，向下按压，片刻后抬起使肌肉复原，以此反复操作。多用于无骨骼的软组织处、骨骼缝隙、凹陷部位。

刮痧技术小妙招

（1）手握板正确姿势

学会正确持板是掌握刮痧速疗的关键，否则刮痧时容易疲惫，且效果不佳。

握持刮痧板时，有单手握板法和双手握板法。单手握板是把刮痧板的长边横靠在手掌心，拇指和其他四个手指分别握住刮痧板的两边；双手握板是在单手握板的基础上，放上另一只手作为辅助手。

（2）刮痧角度与时间

刮痧板与皮肤夹角一般在15度～90度，45度角应用最多，可缓解疼痛。局部刮痧每次为3~5分钟，全身刮痧为20~30分钟。两次刮痧间隔时间在一周左右，或是皮肤上的痧痕痧象消退且按压无痛感即可。

（3）刮痧方向和力度

刮痧时方向应由上向下、由内向外、由肢体近端到肢体远端，进行单方向的刮拭，不要来回刮。

全身刮痧时，刮痧顺序可参考：头→颈→肩→背腰→下肢后侧（俯卧位），上肢→胸腹→下肢前面（仰卧位）。特殊部位采用特殊刮法，如头部可用梳头式刮法，百会穴用四周放射式刮法，面部由下向上刮拭。

刮痧施力主要靠指力与腕力，力度由轻到重，速度均匀。

（4）刮痧板位置的不同疗效

刮痧板薄边多用于对症治疗时，保健养生多用厚边，刮痧板棱角刮拭多用于关节穴位或点穴。

（5）退痧小妙招

刮痧后，皮肤上的痧印比较明显，也不美观，退痧时间长短也因个人体质不同而有区别。体质好的人，两三天一般可消退，体质差的人需四五天。通过热敷或多喝水，改善血液循环，促进新陈代谢，可加速退痧。

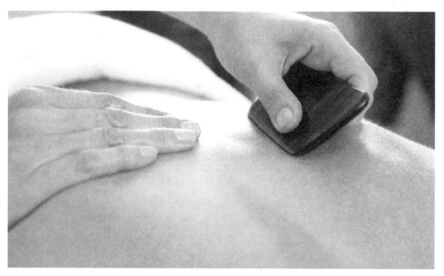

从痧痕辨识病情

刮痧后皮肤表面会出现不同程度的红、紫、黑等现象，即"痧痕"。痧痕不同也预示着不同的身体反应。

- 痧痕发黑或呈黑紫色，多为血瘀或风寒证。
- 痧痕色暗或发紫，多为气血瘀滞。
- 痧痕紫红色多为湿热证。
- 痧痕大面积温紫多为心寒证。
- 痧痕青紫色多为内寒重。
- 痧痕淡青色，发紫块，多为气虚血瘀。
- 痧痕大面积深红，多呈热证。
- 痧痕大面积鲜红，多为阳虚火旺、体内血热。
- 痧象鲜红并伴有痛痒，多为有风热证。
- 痧痕有少量液体分泌，体内多有湿热。
- 痧痕由深转淡、由暗转红，斑块由片变点，表明病情转轻。
- 刮拭后，未出现明显痧象或只有少量红点，提示身体一般无恙。

刮痧的注意事项及异常反应处理

（1）注意事项

过饥、过饱、过度疲劳、醉酒者不宜大面积地进行刮痧。

室内室温适宜，冬季刮痧时注意保暖，夏季刮痧时不能让风扇或空调风口直接吹刮拭部位。

出痧多少与治疗效果不完全成正比，因此刮痧治疗不可强求出痧。

局部刮痧每次3～5分钟，每次刮拭仅限于一种病症，不可同时诊治多种病症。

全身刮痧为20~30分钟，两次刮痧间隔时间在一周左右，或是痧退且按压无痛感。刮痧时间太长、次数太多，不利于扶正祛邪。

刮痧后3小时内不宜洗澡，以避免风寒之邪侵入体内。

刮痧后，应及时喝温热水补充水分，促进新陈代谢。

（2）异常反应处理

少数体质虚弱者如刮痧时间过长，刮痧后会有疲劳反应，注意休息即可很快恢复正常。

出现晕刮反应。发生晕刮时，轻者会出现精神疲倦、头晕目眩、面色苍白、恶心欲呕、出冷汗、心慌、四肢发凉，重者血压下降，出现晕厥。如果有晕刮先兆，可平躺休息，并注意保暖，饮用温开水或糖水。严重情况下可按压人中、百会、涌泉穴，若无好转，应立即采取急救措施或送往医院。

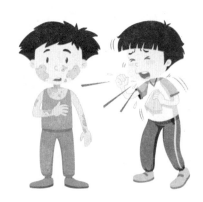

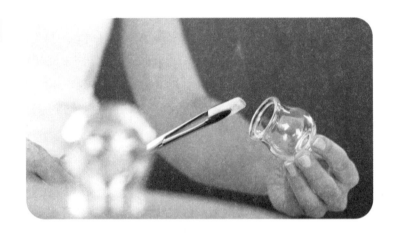

04 拔罐入门基础知识全解读

拔罐的主要功效

拔罐速疗能逐寒祛湿、疏通经络、行气活血、消肿止痛、拔毒泻热，可以调整人体阴阳平衡、增强体质，从而达到扶正祛邪、治愈疾病的目的。作为一种日渐流行的家庭保健方式，拔罐在养生保健方面也是功效显著。

（1）温经散寒，增强免疫力

由于火罐吸附皮肤形成温热刺激，通过经络传导给相应的内脏器官组织，可使体内寒邪得以排出体外。温热刺激能使血管扩张，促进血液循环，加强新陈代谢，排出体内的废物、毒素，增强白细胞、网状细胞的吞噬活力，以及机体的抵抗力，起到温经散寒、清热解毒等作用，从而达到促使疾病好转的目的。

（2）发汗解表，疏经通络

拔罐后汗液排泄增加，可排泄出体内尿素、尿酸、乳酸、肌酐等代谢废物，使外入之病邪从外而解，改善皮肤的呼吸和营养。通过吸拔作用，使皮肤局部毛细血管充血扩张，祛风除湿、行气解表，可使关节通利、发汗解表、镇痛祛痹，即"风寒邪气随气出"。

（3）活血行气，化瘀祛滞

寒则气凝，瘀则气滞，气行则血行，气滞则血瘀。由于寒、气、血互为因果，而致气滞血瘀病变。拔罐能良性刺激皮肤的神经反射作用，可促进血液循环，行气活血。

（4）拔毒排脓，消肿止痛

拔罐疗法产生的负压吸力很强，可吸拔出有害物质，增强血流，可使邪去而肿消、络通而痛止，对治疗痈疖、恶血瘀滞、邪毒郁结等有特效。

（5）均衡阴阳，调和脏腑

阴充沛寒，阳充沛热。拔罐能够均衡阴阳，在大椎穴拔罐可以医治发烫的病症，而在关元穴可疗寒凉的病症。拔罐可使体表穴位造成血肿、瘀血等转变，达到医治五脏六腑病症的目的。

拔罐的适应证和禁忌证

拔罐疗法的治疗范围很广泛，很多病症都可对症运用，如风湿痹痛、神经麻痹、腹痛、腰背痛、痛经、头痛、感冒、咳嗽、哮喘、消化不良、胃脘痛、眩晕、丹毒、红丝疔、毒蛇咬伤、疮疡初起未溃等病症。但有些疾病使用拔罐治疗反而会适得其反。因此在使用拔罐速疗时，要了解拔罐疗法的适应证和禁忌证。

（1）拔罐的适应证

内科：感冒、咳嗽、哮喘、心悸、健忘、胃脘痛、呕吐、泄泻、便秘、腹痛、胃下垂、眩晕、胁痛、风湿等。

外科：丹毒、疖病、乳腺炎、脱肛、急性阑尾炎、急性胆绞痛、急性胰腺炎、急性输尿管结石等。

骨科：落枕、颈椎病、腰椎间盘突出症、腰肌劳损、急性腰扭伤、肩周炎、肱骨外上髁炎、坐骨神经痛、三叉神经痛、肋软骨炎、肋间神经痛、类风湿性骨关节炎等。

皮肤科：带状疱疹、斑秃、湿疹、风疹、痤疮等。

五官科：沙眼、目痒、远视、近视、视神经萎缩、鼻塞、咽喉肿痛、扁桃体炎、口疮、牙痛、下颌关节紊乱症等。

妇科：月经不调、闭经、痛经、白带异常、妊娠呕吐、产后缺乳、产后腹痛、阴痒、不孕症、产后大便困难等。

男科：遗精、阳痿、男性不育等。

儿科：小儿发热、小儿呕吐、小儿泄泻、小儿厌食、小儿遗尿、腮腺炎等。

（2）拔罐的禁忌证

皮肤传染病、皮肤严重过敏、皮肤破损溃烂或全身枯瘦、皮肤失去弹力者。

醉酒、过饥、过饱、过渴、过度疲劳。

恶性肿瘤、重度心脏病、心力衰竭、活动性肺结核、全身剧烈抽搐或烦躁不安者。

紫癜、血小板减少症、白血病、血友病等凝血功能差、具有出血倾向的疾病患者。

外伤、骨折、水肿、静脉曲张、肾衰、肝硬化腹水等患者。

前后阴、乳头、肚脐、心脏搏动处、毛发多的地方。

妇女月经期，或妊娠妇女的下腹及腰骶部。

如何选购拔罐器具及原料

拔罐疗法使用的拔罐器具尤为关键，拔罐器具不同，则对症的疾病也会不同。拔罐器具种类繁多，从古代兽角罐开始，逐渐发展为竹罐、玻璃罐、陶罐、橡胶罐、抽气罐等。近年来，由于现代医学技术的发展，磁疗罐、真空罐、红外线罐、紫外线罐、激光罐、离子罐等新型罐具也相继研制出来，但因造价高、使用复杂，目前仅限于少数医疗拔罐使用。日常保健拔罐最常用的是竹罐、玻璃罐、抽气罐、陶罐。

拔罐疗法的器具因制作材料不同而分类，各有优缺点，因此大家可根据自己的实际情况选择合适的拔罐工具。拔罐疗法所需的原料常包括酒精等燃料、润滑剂、消毒用品以及针具等。不同的拔罐方法，需要用到的辅助材料也不相同。

（1）拔罐器具

玻璃罐

玻璃罐是目前居家拔罐最常用的器具，由玻璃加工制成，一般分为大、中、小三种型号。形状如球状，下端开口，小口大肚。优点是罐口光滑，质地透明，使用时可观察到拔罐皮肤部位的充血或瘀血程度，便于掌握拔罐疗法情况；缺点则是易摔碎损坏。

竹罐

竹罐多用成熟的毛竹制成，一端留节为底，另一端打磨光滑作为罐口，长约10厘米，不同粗细的竹筒可制成大小不同规格的竹罐。其优点是取材容易，制作简便，价廉轻巧，不易破碎，吸收药液效果好；缺点在于易燥裂漏气，吸附力不大，且不便于观察皮肤变化。竹罐多用于中药煎煮后做药罐药熏。

陶罐

陶罐多用陶土烧制而成，两端小，中间粗，底平，口径大小不一，分为大、中、小三种型号。优点是吸力强；缺点也是易碎坏，不易观察皮肤变化。

抽气罐

抽气罐即用青霉素、链霉素药瓶或类似的小药瓶，将瓶底磨平制成平滑的罐口，瓶口处的橡胶塞必须保留完整以便于抽气。现在也有成品真空枪抽气罐出售，主要由有机玻璃或透明工程塑料制成，形如吊钟，上置活塞便于抽气。抽气罐的优点在于不需点火，使用安全，避免烫伤，也可随意调节罐内负压，控制吸力，便于观察等。从安全性而言，是居家治疗最适用的拔罐工具。但因为是玻璃材质，缺点与玻璃罐一样，都易碎。

橡胶罐

橡胶罐用橡胶制成，有多种形状和规格。优点是不易破损，不需点火，安全、便携易操作。

（2）拔罐辅助原料

燃料

酒精是拔罐疗法中常用的燃料之一，一般选用浓度为75%～95%的酒精。酒精的优点在于热能高、火力旺，负压大、吸力强，盖罐后可速灭火，不易烫伤皮肤。

如果没有酒精，可用度数稍高的白酒代替。也可用质薄易燃的纸片作为拔罐燃料，但其燃点高、热力不够，会影响排气，如有不慎还会烫伤皮肤。

消毒用品

拔罐前可准备一些棉签、酒精及脱脂棉球等消毒用品，对拔罐器具和皮肤部位进行消毒，亦可用于拔罐燃火、排气等。此外，还需备些干净纱布或医用胶布、烫伤药膏等作为应急之用。

润滑剂

润滑剂多用在拔罐前，涂于拔罐部位和罐口起润滑作用，加强皮肤与罐口的密接度，增强吸力。拔罐速疗常用的润滑剂包括凡士林、植物油、石蜡油、按摩乳等，也可选用红花油、松节油等具有药性的油剂，药油剂还有活血止痛、消毒杀菌的功效。

针具或药物

针具或药物等辅助原料多用于针罐法、刺血罐法、竹罐法等，不太适合居家自我拔罐速疗使用。针具一般包括针灸毫针、三棱针、皮肤针等。药物多见于竹罐法，主要以活血化瘀、温经散寒、清热解毒类为主，用这些药物浸泡竹罐或将药物涂于患处再施以拔罐疗法。

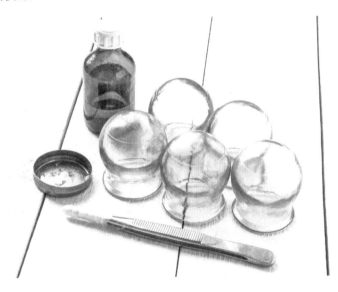

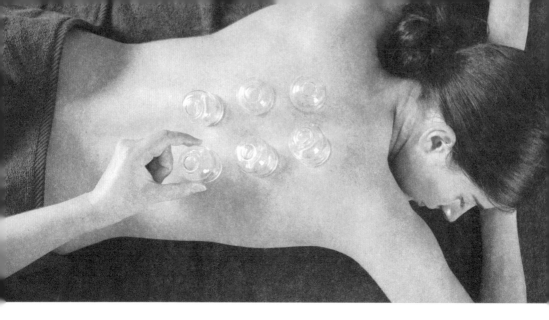

常见的 8 种拔罐基础方法

　　根据不同病情，拔罐速疗的方法也是多种多样。按拔罐数量划分，有单罐疗法，也有多罐疗法。因病症对应穴位多，我们一般说的拔罐方法主要包括闪罐法、留罐法、走罐法、转罐法、响罐法、药罐法等。

1 闪罐法

　　闪罐法指用闪火法（用镊子或止血钳夹住蘸有适量酒精的棉球点燃后送入罐底再立即抽出）将罐子吸附在皮肤上后立即拔下，再用闪火法将罐子重新吸附在同一部位，如此反复操作多次，至皮肤潮红或发紫为止。

　　一般多用于皮肤不太平整、容易掉罐的部位。闪罐法可使皮肤血液反复充血、不充血，以皮肤物理刺激改善血液循环，刺激和兴奋神经和血管机能，适用于外感风寒、肌肉萎缩、局部皮肤麻木迟钝、末梢神经炎以及身体机能减退等病症。

　　闪罐法在操作时，注意酒精不要蘸太多，避免火焰随酒精流溢而烫伤皮肤。闪火棒不要在罐内停留太久，也不能置于罐口处，以免罐具太热烫伤皮肤。如罐子温度过热，应换另一个罐操作。

2 走罐法

走罐法又称"推罐法""行罐法""移罐法"，先在皮肤处或罐口涂一层凡士林、风油精、红花油、风湿油、消炎止痛膏、药酒等润滑剂，将罐具吸附在皮肤上，然后手扶罐子进行上下左右或圆周式的往返推拉移动，至皮肤潮红或出现瘀血为止。

走罐法宜选用口径较大、罐口较厚且光滑无破损的玻璃罐或有机玻璃罐。不同部位可采用不同的行罐方法，如腰背部可沿垂直方向上下推拉，胸胁部沿肋骨走向左右平行推拉，肩腹部采用罐具自转或在应拔部位旋转移动的方法，四肢部沿长轴方向来回推拉等。

走罐法多适用于病变部位较大、肌肉丰厚而平整的部位，如腹背、腰臀、大腿等，或者一段经脉拔罐，不宜在骨骼凸出处、小关节处或皮肤细嫩之处推拉。腹、背、腰、臀处一般用大罐，四肢用小罐。注意罐内负压不可过大，否则走罐时疼痛感很强。推罐时用力要均匀。

走罐法适用于经络气血不通、脏腑功能失调、风寒湿邪侵袭、肌肤麻木酸痛等病症。

3 留罐法

留罐法又称坐罐法，指将罐吸附在皮肤上后留置10~15分钟，至皮肤潮红、充血或瘀血为止。此法是临床最常用的一种拔罐手法，单罐、多罐皆可。常与走罐法配合使用，即先走罐，再留罐。在留罐期间，也可结合提按、摇动等手法来增强刺激，提高疗效。吸力较大的罐或夏季、皮肤薄处都不宜留置时间过长。

经络受邪、气血瘀滞、外感表证、麻木、消化不良、神经衰弱、高血压等寒邪为主的病症都适用于留罐法。治疗实证用泻法留罐，即用单罐口径大、吸拔力大的泻法，或用多罐密排、吸拔力大，吸气时拔罐、呼气时起罐的泻法；治疗虚证用补法留罐，即用单罐口径小、吸拔力小的补法，或用多罐疏排、吸拔力小，呼气时拔罐、吸气时起罐的补法。

4 转罐法

转罐法就是先用闪火法将罐吸于皮肤上，然后手握罐体来回转动。本法有更强的牵拉刺激，能增强血液循环和治疗效果。操作时转罐手法宜轻柔，力度要均匀平稳。

5 响罐法

响罐法是指在罐具吸定后，稍加推拉或旋转，随即用力将罐具拔下，发出"啪"的响声，反复吸拔，以皮肤潮红或呈紫红色为度。通常用小口径罐具在局部面积较小的部位施术，常与留罐法或闪罐法配合使用。

6 药罐法

药罐法主要使用竹罐或抽气罐。可先在抽气罐内放入罐子1/2的药液，然后抽去空气，使罐吸附在皮肤上；或将竹罐放入药液中煮10~20分钟，然后拿出甩净药液，迅速扣在拔罐部位上。药罐法可发挥药物和拔罐的双重作用，药物常用生姜、风湿酒等，或根据需要配制。

7 留针拔罐法

又称针罐法，将针刺和拔罐相结合，先针刺，待得气后留针，再以针为中心点将火罐拔上，留置10~15分钟，然后起罐拔针。留针拔罐法一般采用玻璃罐，以便于观察罐内情况。选用的是合适规格的毫针，针刺后，留在皮面上的针杆长度要小于罐腔的高度，否则会将针柄压弯引起疼痛。

该方法具有针刺与拔罐的双重治疗作用，其治疗效果往往比单用拔罐法的效果更佳，但比较危险，一般不用于居家治疗，多见于医疗部门，适用于顽固性痹痛、各种软组织急慢性损伤等病症。

8 刺血拔罐

又称刺络拔罐，将刺络放血和拔罐相结合，在皮肤消毒后，用三棱针点刺出血或用皮肤针叩打后再行拔罐，使之出血，一般针后拔罐留置10~15分钟，起罐后用消毒干棉球擦干渗血。

刺血拔罐疗法也比较危险，不适合居家拔罐。一般适用于风湿痛、神经性皮炎、丹毒、皮肤瘙痒、感染性热病等病症，不适于虚寒体质患者或患有血小板减少症、血友病、白血病等有出血倾向者。

从罐印痕辨识病情

拔罐速疗不可避免地会留有各种罐印痕，不同的罐印痕对应不同的体质、体现不同的病症问题。可以说，从罐印痕的颜色就能辨识各种病情。

罐印紫黑发暗，一般表示体内供血不足、行经不畅，多为气滞血瘀之象。若印记数日不退，表示病程已久，治疗时间更长。若有大面积黑紫印记，则提示风寒所犯。

罐印为紫色散点，深浅不一，一般提示为气滞血瘀症。

罐印发紫并伴有斑块，一般表示有寒凝血瘀症。

罐口部分呈紫黑色，多为火毒。

罐印鲜红而艳，一般表示阴虚、气血两虚、阴虚火旺、风热证者。

罐印红而暗，则表示血脂高，且有热邪。

罐印发青并伴有斑块，一般表示虚证为主，兼有血瘀，如肾虚、脾虚等。

罐印灰白，触之无温，发凉，起白水疱，多为风湿重；罐口部位皮肤仅发白，表明多是贫血，有虚寒、湿邪之证；罐口部位皮肤发白，发凉但不起白水疱，多是风寒较重；如白疱夹有白沫，有痒，则是风寒、风湿正在排出。

罐印深红、紫黑、丹痧，或者揉按有微痛并且身体发热者，表示患有热毒证；身体无发热者，表示患有瘀证。

拔罐区出现水疱、水肿，表示体内水湿邪气过多，患有气病之证；若水疱内有血水，提示体内有热邪湿毒；若起黄水疱或黄绿疱和脓水及黏稠物、果冻样物，多有重度炎症。

罐印表面有纹路并且微痒，表示风邪侵袭、湿证。

无罐印，或者起罐后虽有轻度潮红但随即消失，多表示病邪尚轻。若起罐过早也会无罐印，可多拔几次。

拔罐部位疼痛，表示体内有火毒；先痛后痒，表示先排火毒，后排风寒湿邪。

连续拔罐治疗后，罐印颜色变浅或减少，一般说明病情减轻或逐渐痊愈。

拔罐的注意事项及异常反应处理

（1）注意事项

拔罐时室内提前流通空气，保持温度适中。夏季避免开空调或风扇对着患者直吹，冬季做好室内保暖，避免受凉感冒。

拔罐速疗以俯卧位为主，充分暴露拔罐部位，最好先洗净擦干。

初次拔罐者或年老体弱者，宜采取卧位，宜用中、小号罐具，且拔罐数目要少。

骨性突出、血管多、心尖搏动处、乳房等部位，一般不宜拔罐。

如用酒精，不要过多，不要将罐口烧热，以免烫伤局部皮肤。

在拔罐过程中，体位切勿移动，以免火罐脱落受伤。

拔罐吸附力过大时，可按挤一侧罐口边缘的皮肤，放入空气更好拔罐。

拔罐速疗应轮流取穴，一次不宜吸拔太多穴位。局部瘀血尚未消退时，不应再于原部位重复拔罐。

拔罐顺序应从上到下，罐具型号应上小下大。控制拔罐数量，吸力适中，罐具间距离不宜太近，以免罐具牵拉皮肤产生疼痛或罐具互相挤压而脱落。

拔罐后可喝温开水，有利于排毒，3小时内不宜洗澡，以免皮肤破损、发炎、受凉。

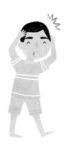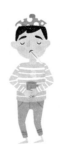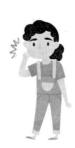

（2）异常反应处理

水疱处理

若烫伤或留罐时间太长而致皮肤起水疱时，小水疱一般不需要处理，敷以消毒纱布，防止擦破；大水疱需用消毒针挑破，涂碘伏，或用消毒纱布包敷。

危险较大的拔罐法

针刺或刺络拔罐时，若用火力排气，须待消毒部位酒精完全挥发后方可拔罐，否则易灼伤皮肤。留针拔罐时，要防止肌肉牵拉而造成弯针或折针，发现后要及时起罐，拔出针具。

晕罐反应

拔罐过程中，若患者出现面色苍白、出冷汗、头晕目眩、血压下降、心慌心悸、恶心呕吐、四肢发冷等症状，即为晕罐。出现晕罐反应时，应及时取下罐具，将患者仰卧平放休息，可饮用温开水或糖水缓解。晕罐反应严重者，掐按人中、合谷、百会、足三里、太冲等穴，并及时就医治疗。

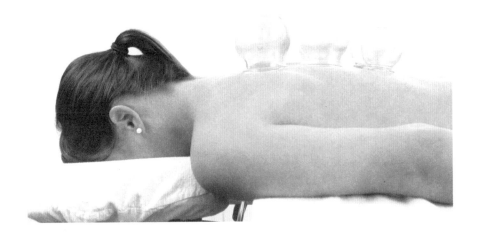

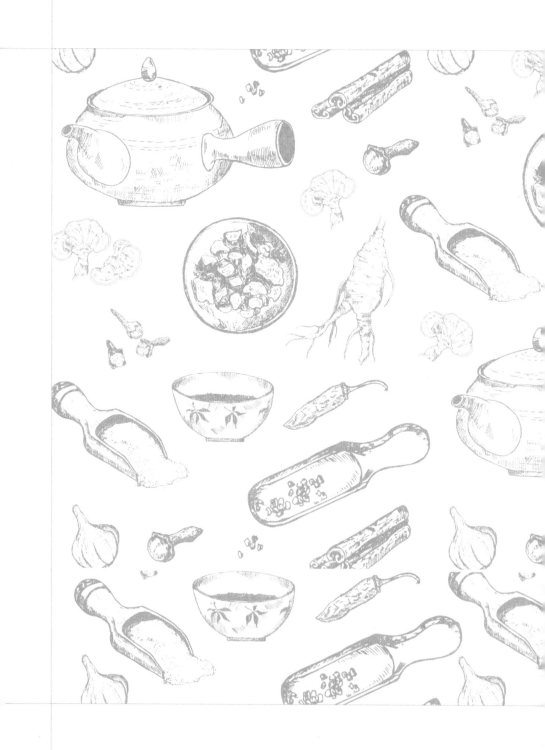

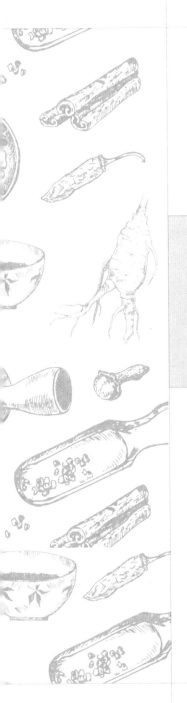

PART **3** 43种高发病
经穴对症调养

01

风寒感冒

感冒是常见病之一，中医称伤风，多因感受外邪，引起肺卫功能失调，而出现发热恶寒、鼻塞流涕、咽痒咳嗽、头痛等症状。感冒也分很多种，如风寒感冒、风热感冒、气虚感冒等。风寒感冒多由风寒之邪外袭、肺气失宣所致，多发生于秋冬季节。其症状表现为恶寒重，发热轻，头痛无汗，浑身酸痛，鼻塞流涕，咳嗽有痰。气虚感冒多因年老或体质素虚，或病后、产后体弱，气虚阴亏而反复感冒。艾灸多用于风寒感冒或气虚感冒，祛寒补气，不宜用于风热感冒。感冒初期及时施灸，至身体发热微出汗，可很快缓解头痛、鼻塞等症状。灸后应多饮温水或姜糖水，饮食清淡，注意休息。

特效穴位按摩法　迎香、印堂、太阳、风池

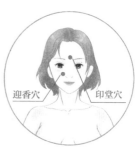

迎香穴　　　印堂穴

❶【迎香】宣肺通窍，缓解鼻塞

【定位】位于鼻翼外缘中点旁，当鼻唇沟中间。

【按摩方法】用双手食指指腹点按两侧迎香穴100次，以局部有酸痛感为度。

❷【印堂】清头明目，通鼻开窍

【定位】位于两眉头连线的中点处。

【按摩方法】用食指指腹揉按印堂穴约3分钟，力度适中，直至症状减轻即可。

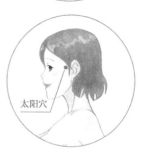

太阳穴

❸【太阳】清肝明目，通络止痛

【定位】位于耳郭前面，前额两侧，外眼角延长线的上方。

【按摩方法】患者双目自然闭合，呈放松状态，将双手掌根贴于太阳穴，做轻缓平和的揉动，约30次。可先在太阳穴处涂少量风油精。

④ 【风池】 **祛风散寒，宣肺解表**

【定位】 位于后颈部，后头骨下，两条大筋外缘陷窝中，与耳垂齐平。

【按摩方法】 用拇指按揉风池穴约30次，然后用拇指和其余四指相对拿捏颈筋2分钟。

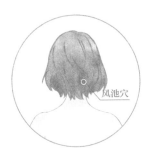

特效穴位 艾灸法 风池、风府、合谷、列缺

① 【风池】 **祛风散寒，宣肺解表**

【定位】 位于后颈部，后头骨下，两条大筋外缘陷窝中，与耳垂齐平。

【艾灸方法】 用艾条回旋灸法来回灸治风池穴10～15分钟，以温热舒适为宜。

② 【风府】 **散热吸湿，清头通鼻**

【定位】 用手摸后脑至颈部凸起的骨头下面凹陷处。

【艾灸方法】 用艾条回旋灸法灸10～15分钟，以感觉温热舒适为宜。

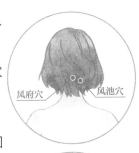

③ 【合谷】 **通络止痛，疏风解表**

【定位】 位于手背，第一、二掌骨间，当第二掌骨桡侧的中点处。

【艾灸方法】 用艾条温和灸法灸治合谷穴约15分钟，以局部皮肤潮红为度。

④ 【列缺】 **宣肺理气，止咳平喘**

【定位】 在前臂桡侧缘，桡骨茎突上方，腕横纹上1.5寸处，肱桡肌与拇长展肌腱之间。

【艾灸方法】 将艾条对准列缺穴，距离皮肤2～3厘米，以温和灸法灸治10分钟左右。

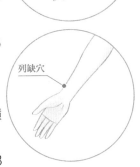

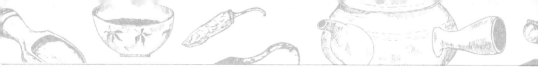

咳嗽是呼吸系统疾病的常见症状之一。导致咳嗽的原因有很多，包括上呼吸道感染、支气管炎、肺炎、喉炎等。主要症状为痰多、色稀白或痰色黄稠、量少，喉间有痰声，似水笛哮鸣音，易咳出，喉痒欲咳等。如果咳嗽不停，由急性转为慢性，常给患者带来很大的痛苦，如胸闷、咽痒、喘气等，也会影响肺部健康。

中医认为"五脏六腑皆令人咳"，有声无痰为咳，有痰无声是嗽，临床中多痰声并见，故合称为咳嗽。咳嗽的症状有干咳无痰、有咳嗽痰黄，还有的伴有咽痒痛、喉中鸣响，进而引发哮喘等。通过刺激按摩穴位可以缓解或治疗咳嗽症状。但如果慢性咳嗽时间很长，按摩速疗后仍不见好转，建议及时就医，排查肺部情况。

特效穴位按摩法 膻中、定喘、肺俞、天突

❶【膻中】 **宽胸理气，祛邪止咳**

【定位】位于胸部，当前正中线上，平第四肋间，两乳头连线的中点。

【按摩方法】用手掌大鱼际或掌根贴于膻中穴上，每天早晚左右手轮流按摩穴位，逆时针揉按，以有酸痛感为度。每次按摩约100次，1~3分钟。

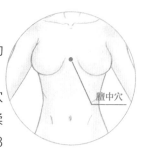

膻中穴

❷【定喘】 **通宣理肺，止咳平喘**

【定位】俯卧或正坐低头，位于后正中线上，在第七颈椎棘突下旁开0.5寸。

【按摩方法】双手伸到颈后，食指、中指并拢，食指附着于定喘穴上，用两指的指腹环形按揉穴位。每次按摩约100次，1~3分钟，以局部出现酸痛感为宜。

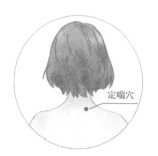

定喘穴

③【肺俞】 **调补肺气，补虚清热**

【定位】 在背部，第三胸椎棘旁开1.5寸。

【按摩方法】 将食指紧并于中指，两指指腹放于肺俞穴上做环形按揉。每次按摩约150次，1~3分钟。

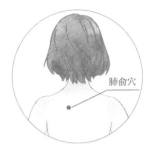

肺俞穴

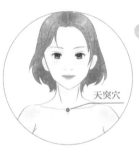

天突穴

④【天突】 **宣通肺气，化痰止咳**

【定位】 在颈部，当前正中线上，胸骨上窝中央。

【按摩方法】 用食指指腹按揉穴位，可边按摩边做吞咽动作，以局部有酸痛感为度。每次按摩约50次，1~3分钟。

特效穴位拔罐法 风门、身柱、肺俞、中府

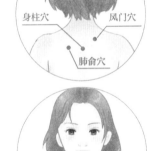

身柱穴　风门穴

肺俞穴

①【风门】 **宣肺解表，益气固卫**

【定位】 位于背部，当第二胸椎棘突下，旁开1.5寸。

【拔罐方法】 采取闪火法将罐吸附在穴位上，留罐10~15分钟。

中府穴

②【身柱】 **宣肺清热，清心宁神**

【定位】 在背部，当后正中线上，第三胸椎棘突下凹陷中。

【拔罐方法】 采取闪火法将罐吸附在穴位上，留罐10~15分钟。

③【肺俞】 **调补肺气，止咳平喘**

【定位】 在背部，当第三胸椎棘，旁开1.5寸。

【拔罐方法】 采取闪火法将罐吸附在穴位上，留罐10~15分钟。

④【中府】 **清泻肺热，止咳平喘**

【定位】 位于云门下1寸，平第一肋间隙，距前正中线6寸。

【拔罐方法】 用拔罐器将罐吸附在穴位上，留罐10分钟。

03

支气管炎

支气管炎是指气管、支气管黏膜及其周围组织的慢性非特异性炎症，临床上以长期咳嗽、咳痰、喘息以及反复呼吸道感染为特征。一般可分为急性支气管炎和慢性支气管炎。急性支气管炎初期常表现为上呼吸道感染症状，患者通常有鼻塞、流清涕、咽痛和声音嘶哑等临床表现，可出现低热、畏寒、周身乏力，自觉咽喉部发痒，并有刺激性咳嗽及胸骨后疼痛。患者晨起时或夜间咳嗽比较厉害，全身症状可在4~5天内消退，但咳嗽有时可延长数周。慢性支气管炎则是在排除慢性咳嗽等原因后，患者每年慢性咳嗽、咳痰三个月以上，并连续两年。本病早期多无特殊体征，长期发作可能出现肺气肿征象，一般会有反复咳嗽、咳痰、气喘、反复感染等症状。

急慢性支气管炎患者应保持良好的空气流通，室内湿度适宜，加强体育锻炼，增强体质，提高呼吸道抵抗力。生活中需要注意饮食清淡，忌辛辣荤腥。季节更替和寒冷时节注意保暖。

中医认为，本症常因肺气不足，寒邪侵入，或热邪伤肺，或脾虚生痰，痰阻于肺，或年老、久病致肾虚肺弱等所致。按摩相关穴位能利肺降气，祛寒化痰，补肾健脾。

特效穴位按摩法 大椎、中府、尺泽、俞府

❶【大椎】**清热解表，补虚益气**

【定位】位于后正中线上，第七颈椎棘突下凹陷中。

【按摩方法】用大鱼际横擦大椎穴约100次，2~3分钟，以透热为度。

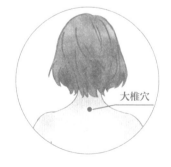

大椎穴

❷【中府】 **清泻肺热，止咳平喘**

【定位】 位于云门下1寸，平第一肋间
隙，距前正中线6寸。

【按摩方法】 将双手拇指指腹放在两侧中
府穴上，适当环形按揉100次左右，以出
现酸胀感为佳。

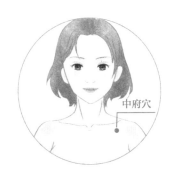

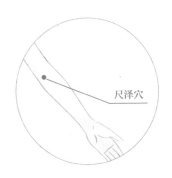

❸【尺泽】 **泻火降逆，清热和中**

【定位】 位于肘横纹中，肱二头肌腱
桡侧凹陷处。

【按摩方法】 伸臂向前，稍弯曲，另
一手掌轻托住肘部，弯曲大拇指，以
指腹按压，约按摩150次。

❹【俞府】 **止咳平喘，和胃降逆**

【定位】 在胸部，当锁骨下缘，前正中线旁开2寸。

【按摩方法】 站立，举起双手，用大拇指的指尖垂直按揉穴位。按摩
1~3分钟。

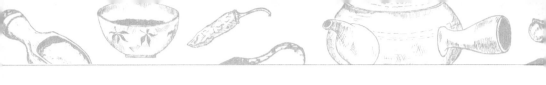

04

头痛

头痛几乎是生活中最常见的基础病症，发作起来常常很痛苦，痛感有轻有重，时间持续也有长有短。有些头痛短时间会自行恢复，而有些头痛其实是重病的前兆，如高血压、动脉硬化患者头痛突然加剧，尤其是伴呕吐时，须警惕脑出血的发生。

头痛的常见症状有胀痛、闷痛、撕裂样痛、针刺样痛，部分伴有血管搏动感及头部紧箍感，以及发热、恶心、呕吐头晕、食欲不振、肢体困重等。引起头痛的病因繁多，如神经痛、颅内感染、脑血管疾病、中毒等，应在查明病因后对症治疗，不可盲目止痛，以免掩盖病情。发病年龄常见于青年、中年和老年。

中医认为，头为"诸阳之会、百脉所通"，既有经络相连，又有眼、耳、鼻、口诸窍。头痛可由风邪、积热、肝阳上亢、痰湿和体质虚弱等原因引起。按摩相关穴位能疏经活络、益气养血、平肝祛风、通络止痛。

特效穴位按摩法 列缺、印堂、百会、风池

1【列缺】通经活络，祛风止痛

【定位】在前臂桡侧缘，桡骨茎突上方，腕横纹上1.5寸处，肱桡肌与拇长展肌腱之间。

【按摩方法】将指腹放于列缺穴揉按，按摩50次左右，力度适中。

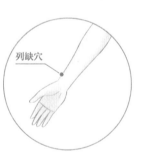

列缺穴

2【风池】祛风解表，疏经通络

【定位】位于后颈部，后头骨下，两条大筋外缘陷窝中，与耳垂齐平。

【按摩方法】用拇指与食指、中指相对捏住风池穴，上下拿捏，按摩50次左右。

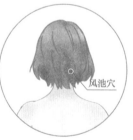

风池穴

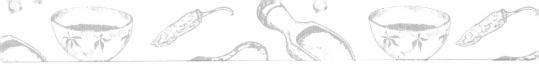

❸【印堂】**清头明目，通行气血**

【定位】位于额部，当两眉头之中间。

【按摩方法】两手中指点按在印堂穴上，以顺时针方向做回旋按摩1～3分钟。

❹【百会】**醒脑开窍，安神定志**

【定位】在头顶正中线与两耳尖连线的交点处。

【按摩方法】用中指指腹按揉头顶正中百会穴，感到酸胀时做顺时针揉动20次。

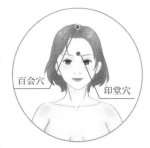

特效穴位艾灸法 太阳、率谷、风池、天柱

❶【太阳】**清肝明目，通络止痛**

【定位】位于耳郭前面，前额两侧，外眼角延长线的上方。

【艾灸方法】用艾条回旋灸法灸治10～15分钟，以局部皮肤潮红为度。

❷【率谷】**疏风活络、镇惊止痛**

【定位】位于头部，当耳尖直上入发际1.5寸，角孙直上方。

【艾灸方法】用艾条回旋灸法灸治10～15分钟，以局部皮肤潮红为度。

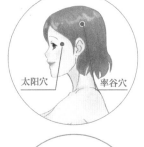

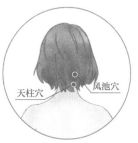

❸【风池】**祛风散寒，开窍镇痛**

【定位】位于后颈部，后头骨下，两条大筋外缘陷窝中，与耳垂齐平。

【艾灸方法】用艾条温和灸法灸治两侧风池穴各10～15分钟，至皮肤潮红发热为宜。

❹【天柱】**化气壮阳，清头明目**

【定位】位于项部，大筋（斜方肌）外缘之后发际凹陷处，约当后发际正中旁开1.3寸。

【艾灸方法】用艾条温和灸法灸治两侧天柱穴各10～15分钟，至皮肤潮红发热为宜。

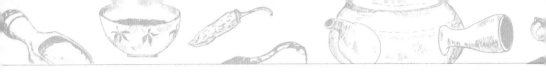

失眠是指无法入睡或无法保持睡眠状态，即睡眠失常。轻者入睡困难，时睡时醒；重者可彻夜失眠。失眠严重影响了人们的日常生活，睡眠不足会导致内分泌紊乱等，也会加重或诱发心悸、胸痹、眩晕、头痛、中风等病症。失眠按病因可划分为原发性和继发性两类。失眠患者的临床表现包括睡眠过程的障碍、日间认知功能障碍、大脑边缘系统及其周围的自主神经功能紊乱，以及短期内体重减低、免疫功能降低和内分泌功能紊乱等。失眠患者平常应放松心情，听舒缓的音乐或用热水泡脚等可以帮助睡眠。

中医认为，失眠皆因思虑过多、饮食不洁、气血不足、心神失养等所致。坚持长期按摩相关穴位能补益心、脾、肾，镇惊安神，对顽固性失眠有较好的治疗作用。对某些器质性病变引起的失眠，同时配合药物治疗，按摩功效也很显著。

特效穴位按摩法 神门、内关、涌泉、气海

① 【神门】 **宁心安神，通经活络**
【定位】 在腕部，腕掌侧横纹的尺侧端，尺侧腕屈肌腱的桡侧凹陷处。
【按摩方法】 用大拇指指腹掐揉神门穴，力度由轻渐重，掐揉1~2分钟。

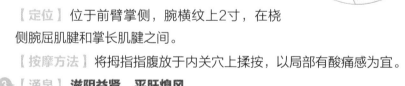

② 【内关】 **养心安神，宽胸理气**
【定位】 位于前臂掌侧，腕横纹上2寸，在桡侧腕屈肌腱和掌长肌腱之间。
【按摩方法】 将拇指指腹放于内关穴上揉按，以局部有酸痛感为宜。

③ 【涌泉】 **滋阴益肾，平肝熄风**
【定位】 位于足底部，蜷足时足前部凹陷处，约当足底二、三趾趾缝纹

头端与足跟连线的前1/3与后2/3交点上。

【按摩方法】用拇指指腹或手掌来回推按穴位，用同样的方法按摩另一侧穴位，以有热感为度，按摩约100次。

④【气海】**益气助阳，调经固经**

【定位】在下腹部，前正中线上，当脐中下1.5寸。

【按摩方法】用拇指指腹揉按气海穴，力度略重，按揉约150次，1~3分钟。

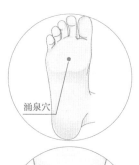

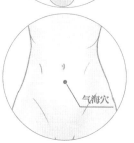

特效穴位刮痧法 心俞、三阴交、神门

①【心俞】**安神定气，醒脑开窍**

【定位】在背部，当第五胸椎棘突下，旁开1.5寸。

【刮痧方法】用面刮法刮拭心俞穴50次，力度略重，以出痧为度。

②【三阴交】**调补肝肾，行气活血**

【定位】位于小腿内侧，当足内踝尖上3寸，胫骨内侧缘后方。

【刮痧方法】用角刮法从上往下刮拭三阴交穴30次，力度略重，以皮肤出痧为度。

③【神门】**宁心安神，通经活络痛**

【定位】在腕部，腕掌侧横纹的尺侧端，尺侧腕屈肌腱的桡侧凹陷处。

【刮痧方法】用角刮法刮拭神门穴50次，力度适中，可不出痧。

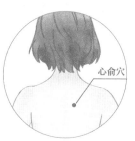

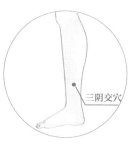

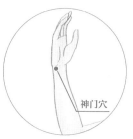

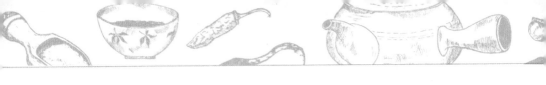

06

便秘

便秘是临床常见的复杂症状，而不是一种疾病，指大便秘结不通或排便时间延长或虽有便意但排便困难的一种病症，主要是指排便次数减少、粪便量减少、粪便干结、排便费力等。便秘是老年人中常见的症状，饮食不当、精神心理因素、滥用泻药、结肠运动功能紊乱、全身性病变、年老体虚等都可引起功能性便秘。坚持体育锻炼，养成良好的排便习惯，保持心情愉悦，合理饮食，多食用麦麸、水果、蔬菜、燕麦、玉米、大豆等富含膳食纤维的食物，有利于预防便秘。

中医认为，便秘多由患者体内气血虚弱、阴寒凝结、气机郁滞所致，根据患者的不同症状表现将便秘分为热秘、冷秘、气秘、虚秘。通过按摩相关穴位可达到治疗便秘的效果。

特效穴位按摩法 脾俞、胃俞、支沟、上巨虚

❶【脾俞】 **健脾和胃，利湿升清**

【定位】 在背部，当第十一胸椎棘突下，旁开1.5寸。

【按摩方法】 将拇指指腹放在脾俞穴上，适当用力按揉1~3分钟。

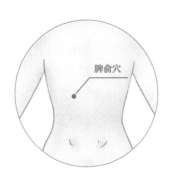

脾俞穴

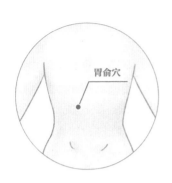

❷【胃俞】**和胃健脾，理中降逆**

【定位】在背部，当第十二胸椎棘突下，旁开1.5寸。

【按摩方法】将食指、中指并拢，用两指指腹放于胃俞穴上，环形按揉3分钟。

❸【支沟】**通便肠腑，清利三焦**

【定位】位于前臂背侧，当阳池与肘尖的连线上，腕背横纹上3寸，尺骨与桡骨之间。

【按摩方法】将拇指指尖放于前臂背侧的支沟穴上按压，按摩约150次，1~3分钟。

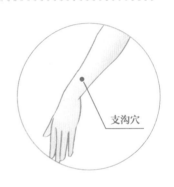

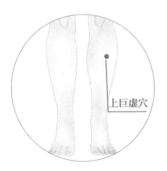

❹【上巨虚】**理脾和胃，疏经调气**

【定位】位于小腿前外侧，当犊鼻下6寸，距胫骨前缘一横指（中指）。

【按摩方法】将拇指指尖放于上巨虚穴上，微用力压揉，按揉约50次，1~3分钟。

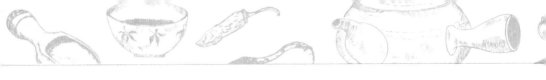

07 胃痛

胃痛又称胃脘痛，是中医病症名，指上腹胃脘部近心窝处发生疼痛，是临床上一种很常见的病症。常见于急、慢性胃炎，胃、十二指肠溃疡，胃黏膜脱垂，胃下垂，胰腺炎，胆囊炎及胆石症等疾病。胃痛多由外感寒邪、饮食所伤、情志不畅和脾胃素虚等病因而引发。《医学正传》中说："气在上者涌之，清气在下者提之，寒者温之，热者寒之，虚者培之，实者泻之，结者散之，留者行之。"胃气郁滞、失于和降是胃痛的主要病机，治疗胃痛需理气和胃，按摩相关穴位便可缓解疼痛。

特效穴位 按摩法 手三里、足三里、中脘、太白

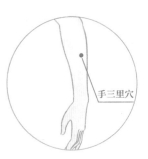

❶ 【手三里】**通经活络，调理肠胃**

【定位】位于前臂背面桡侧，当阳溪与曲池连线上，肘横纹下2寸。

【按摩方法】拇指对准穴位，用指腹垂直按揉穴位。按摩约50次。

❷ 【足三里】**生发胃气，燥化脾湿**

【定位】位于小腿前外侧，当犊鼻下3寸，距胫骨前缘一横指（中指）。

【按摩方法】将拇指指腹放于足三里穴上，双手其余四指附于小腿腿腹上，微用力压揉3~5分钟。

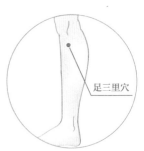

❸ 【中脘】**和胃健脾，降逆利水**

【定位】位于上腹部，前正中线上，当脐中上4寸。

【按摩方法】左手中指指腹按压穴位，右手

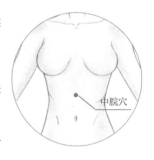

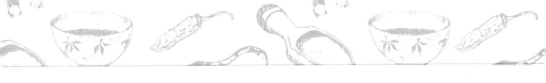

中指的指腹按压在左手中指的指甲上，两手中指同时用力揉按穴位，按摩约150次。

④【太白穴】**健脾和胃，理气止泻**

【定位】在足内侧缘，当足大趾第一跖趾关节后下方赤白肉际凹陷处。

【按摩方法】拇指置于穴位上，用指腹垂直按压穴位，按揉100次左右，1~3分钟。

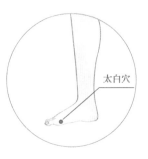

特效穴位拔罐法 梁门、中脘、内关、足三里

①【梁门】**和胃理气，健脾调中**

【定位】位于人体的上腹部，当脐中上4寸，距前正中线2寸。

【拔罐方法】用闪火法将罐吸拔在穴位上，留罐10~15分钟。

②【中脘】**和胃健脾，降逆利水**

【定位】位于上腹部，前正中线上，当脐中上4寸。

【拔罐方法】用闪火法将罐吸拔在穴位上，留罐10~15分钟。

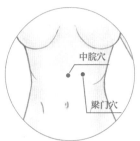

③【内关】**理气宽胸，和胃降逆**

【定位】位于前臂正中，腕横纹上2寸，在桡侧腕屈肌腱和掌长肌腱之间。

【拔罐方法】用闪火法将罐吸拔在穴位上，留罐10~15分钟。

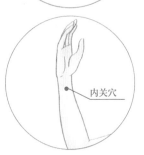

④【足三里】**生发胃气，燥化脾湿**

【定位】位于小腿前外侧，当犊鼻下3寸，距胫骨前缘一横指（中指）。

【拔罐方法】用闪火法将罐吸拔在穴位上，留罐10~15分钟。

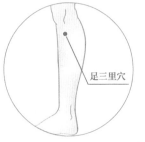

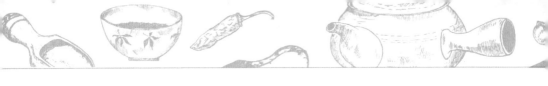

08 颈椎病

颈椎病又称颈椎综合征，是一种以退行性病理改变为基础的疾患，主要是由于颈椎长期劳损、骨质增生，或椎间盘脱出、韧带增厚，致使颈椎脊髓、神经根或椎动脉受压，出现一系列功能障碍的临床综合征。主要临床表现为头、颈、肩、臂、上胸背疼痛，或麻木、酸沉、放射性痛，头晕，无力，上肢感觉明显减退，部分患者有明显的肌肉萎缩。

中医认为本病多因督脉受损、经络闭阻或气血不足所致。中老年人、睡眠体位不佳者、长期坐姿不当者等都是高发人群，也是现代办公室常发病，平时应避免长期低头伏案工作，枕头不宜太高、太低或过硬。颈部和上背部避免风寒湿邪侵袭，冬季外出应围上围巾。坚持按摩能预防和治疗颈椎病。

特效穴位按摩法　大椎、陶道、肩井

① 【大椎】 **通经活络，益气补阳**

【定位】位于后正中线上，第七颈椎棘突下凹陷中。

【按摩方法】用大鱼际横擦大椎穴100～200次，2～3分钟，以透热为度。

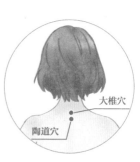

② 【陶道】 **活络止痛，通调经气**

【定位】位于背部，当后正中线上，第一胸椎棘突下凹陷中。

【按摩方法】将食指、中指并拢，两指指腹放于陶道穴上用力按揉约200次，以局部有酸胀感为宜。

③ 【肩井】 **行气活血，疏经通络**

【定位】在肩上，当大椎与肩峰端连线的中点上。

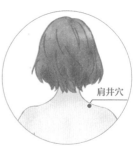

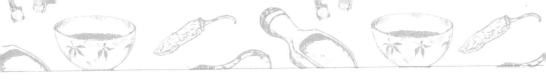

【按摩方法】将双手拇指、食指、中指相对呈钳形，放于肩井穴上捏揉约300次。

特效穴位艾灸法 大椎、大杼、天宗、肩井、风池

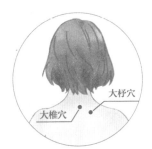

❶【大椎】**通经活络，补虚益气**

【定位】位于后正中线上，第七颈椎棘突下凹陷中。

【艾灸方法】用艾灸盒温和灸治大椎穴10～15分钟，以肩背舒适为宜。

❷【大杼】**强筋健骨，清邪除热**

【定位】在背部，当第一胸椎棘突下，旁开1.5寸。

【艾灸方法】用艾灸盒温和灸治大杼穴10～15分钟，以肩背舒适为宜。

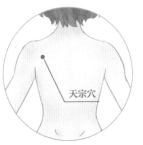

❸【天宗】**舒筋活络，理气消肿**

【定位】肩胛骨冈下窝中央凹陷处，约肩胛冈下缘与肩胛下角之间的上1/3折点处。

【艾灸方法】用艾灸盒温和灸治天宗穴10～15分钟，以肩背舒适为宜。

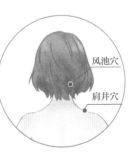

❹【肩井】**行气活血，疏经通络**

【定位】在肩上，当大椎穴与肩峰端连线的中点上。

【艾灸方法】用艾条温和灸治两侧肩井穴各10～15分钟，以肩颈灵便为宜。

❺【风池】**祛风散寒，开窍镇痛**

【定位】位于后颈部，后头骨下，两条大筋外缘陷窝中，与耳垂齐平。

【艾灸方法】用艾条温和灸法灸治两侧风池穴各10～15分钟，至皮肤潮红发热为宜。

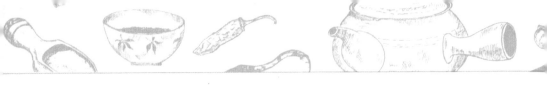

09 肩周炎

肩周炎又称肩关节周围炎，俗称凝肩、五十肩，是肩部关节囊和关节周围软组织的一种退行性、炎症性慢性疾患。肩部疼痛、肩关节活动受限、压痛、怕冷、肌肉痉挛与萎缩是肩周炎的常见主要症状。多因神经受到压迫而引发，日常生活姿势不正确或遭受外力导致，其中第四颈椎至第一胸椎的关节错位是肩周炎的主要诱发因素。

中医认为，本病因外伤或举重用力过度伤及经脉肌腱，或寒湿入侵，阻滞肩部经络，或中年之后气血亏虚，血不养筋而致病。长期坚持穴位按摩，有助于调补气血、祛寒除湿、舒筋通络，增强身体抵抗力，能预防和治疗肩周炎。平时多注意肩部保暖，防止受凉吹风，少食寒食。

特效穴位按摩法 肩髃、曲池、缺盆、手五里

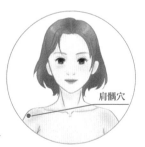

肩髃穴

❶【肩髃】**疏经活络，通利关节**

【定位】将上臂外展平举，肩关节部出现两个凹窝，位于前面一个凹窝中。

【按摩方法】将拇指指腹放于肩髃穴上揉按约200次，以局部酸胀为宜。

❷【曲池】**散瘀消肿，舒筋利节**

【定位】肘横纹外侧端前缘部位。

【按摩方法】用拇指指腹按揉曲池穴，以有酸痛感为度，先左后右，各按揉2~3分钟。

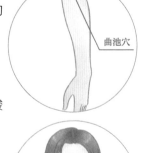

曲池穴

❸【缺盆】**行气止痛，疏经活络**

【定位】位于锁骨上窝中央，距前正中线4寸。

【按摩方法】双手食指、中指紧并，放于缺盆穴上揉按约200次。

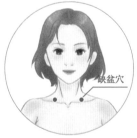

缺盆穴

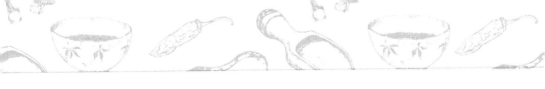

④【手五里】**行气活血，散结止痛**

【定位】位于臂外侧，当曲池与肩髃连线上，曲池上3寸处。

【按摩方法】将拇指指腹放于手五里穴上揉按，其余四指附于手臂上，按摩约150次。

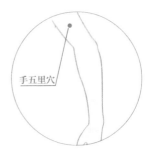

特效穴位艾灸法 天宗、肩髃、肩髎、肩井

①【天宗】**舒筋活络，理气消肿**

【定位】肩胛骨冈下窝中央凹陷处，约肩胛冈下缘与肩胛下角之间的上1/3折点处。

【艾灸方法】用艾条隔姜灸法灸治天宗穴10～15分钟，以肩背舒适为宜。

②【肩髃】**祛风通络，通利关节**

【定位】将上臂外展平举，肩关节部出现两个凹窝，位于前面一个凹窝中。

【艾灸方法】用艾条回旋灸法灸治肩髃10～15分钟。

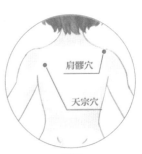

③【肩髎】**祛风除湿，通经活络**

【定位】在肩部，肩髃后方，当肩关节外展时，于肩峰后下方呈现凹陷处。

【艾灸方法】用艾条回旋灸法灸治肩髎10～15分钟。

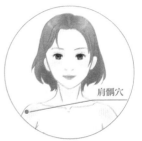

④【肩井】**行气活血，疏经通络**

【定位】在肩上，当大椎与肩峰端连线的中点上。

【艾灸方法】用艾条温和灸治两侧肩井穴各10～15分钟，以肩颈灵便为宜。

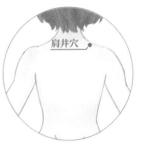

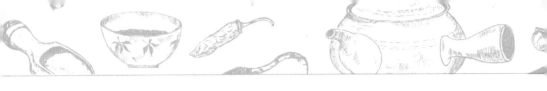

10 落枕

落枕又称"失枕",也是一种常见病,好发于青壮年,以冬春季多见。临床主要表现为颈项部强直、酸痛不适,不能转动自如,并向一侧歪斜,甚则疼痛牵引患侧肩背及上肢。轻者2~3天可自愈,重者颈痛会延伸到头部和上肢,出现头昏、头痛、颈肩背痛等不适,直至数周都无法康复。受风寒引起者,可伴有头痛、鼻塞、形寒或咳嗽等症状。

落枕的病因主要有:睡卧时体位不当,造成颈部肌肉损伤;颈部受寒,筋络痹阻;颈部外伤,致使经络不通、气血凝滞、筋脉拘急而成;素有颈椎病等颈肩部筋伤,稍感风寒或睡姿不良。按摩相关穴位能疏通经络,祛风解痉。平时注意不要让颈项吹风受凉,枕头不要太硬。

特效穴位按摩法 风府、哑门、后溪

①【风府】散热吸湿,通利头颈

【定位】用手摸后脑至颈部凸起的骨头下面凹陷处。

【按摩方法】将食指与中指并拢,两指指腹放于风府穴上环形揉按150次。

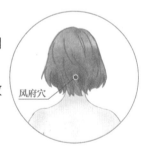

风府穴

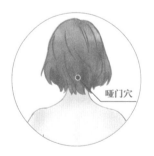

哑门穴

②【哑门】散风息风,开窍醒神

【定位】位于项部,当后发际正中直上1.5寸,第一颈椎下。

【按摩方法】将食指指腹放于哑门穴上轻轻揉按3~5分钟。

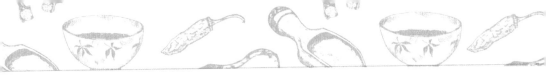

3 【后溪】**清心安神，通经活络**

【定位】位于手掌尺侧，微握拳，当小指本节后的远侧掌横纹头赤白肉际。

【按摩方法】将拇指指腹放于患者小指右下向上的第一关节外侧的后溪穴上揉按约150次。

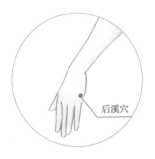

特效穴位刮痧法　大椎、肩外俞、悬钟、天柱

1 【大椎】**通经活络，补虚益气**

【定位】位于后正中线上，七颈椎棘突下凹陷中。

【刮痧方法】用角刮法由上向下刮拭大椎穴30次，以出痧为止。

2 【肩外俞】**祛风止痛，舒筋活络**

【定位】在背部，当第一胸椎棘突下，后正中线旁开3寸。

【刮痧方法】用角刮法刮拭肩外俞穴30次，至皮肤潮红发热为度，可不出痧。

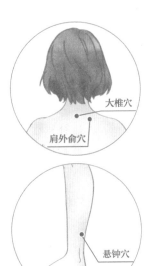

3 【悬钟】**平肝熄风，疏经止痛**

【定位】在小腿外侧，当外踝尖上3寸，腓骨前缘。

【刮痧方法】用角刮法同时刮拭悬钟穴20~30次，并压揉。

4 【天柱】**化气壮阳，清头明目**

【定位】位于项部，大筋（斜方肌）外缘之后发际凹陷处，约当后发际正中旁开1.3寸。

【刮痧方法】用角刮法刮拭天柱穴至肩井穴50次，以出痧为度。

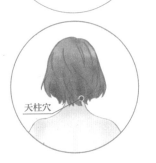

11

腰酸背痛

腰酸背痛是脊柱骨和关节及其周围软组织等病损的一种症状。一般日间劳累加重，休息后可减轻，长期腰酸背痛可使肌纤维变性，形成疤痕或纤维索条或粘连。大部分的腰背部疼痛是由肌肉挛缩、外伤或脊柱变形造成的。因其治疗困难、疗程长、容易复发的特点，已成为现代社会难以医治的痼疾，严重影响着人们的生活质量。据统计，世界上约有80%的人患有不同程度的腰酸背痛。

中医认为，本病因感受寒湿、气滞血瘀、肾亏体虚或跌仆外伤所致。常按摩穴位，可刺激肌肉及组织，促进血液循环，加速新陈代谢，活血止痛。

特效穴位按摩法 八髎、大肠俞、腰阳关、肾俞

① 【八髎】**补肾壮阳，通经活络**

【定位】臀部沟旁开约1.5寸所在区域。

【按摩方法】将双手手掌放于八髎穴上，用力搓揉5分钟左右，以皮肤潮红发热为度。

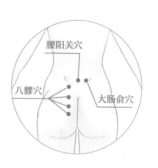

② 【大肠俞】**理气化滞，疏调肠腑**

【定位】俯卧位，在第四腰椎棘突下，腰阳关（督脉）旁开1.5寸处取穴，约与髂嵴高点相平。

【按摩方法】将双手食指、中指紧并，放于两侧大肠俞穴上环形揉按200次。

③ 【腰阳关】**强健腰膝，祛寒除湿**

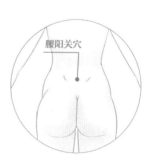

【定位】位于腰部，当后正中线上，第四腰椎棘突下凹陷中。

【按摩方法】将食指、中指指腹放于腰阳关穴上按揉5分钟左右，以局部有酸胀感为宜。

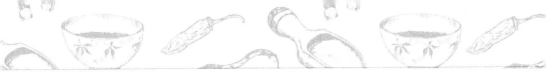

④【肾俞】**补益脾肾，调理气机**

【定位】位于腰部，当第二腰椎棘突下，旁开
1.5寸。

【按摩方法】用食指指腹揉搓肾俞穴200次，
直至患者感到酸胀为宜。

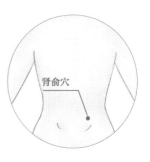

**特效穴位
艾灸法**　肾俞、志室、大肠俞、八髎

❶【肾俞】**补益脾肾，调理气机**

【定位】位于腰部，当第二腰椎棘突下，旁开
1.5寸。

【艾灸方法】用艾灸盒置于两侧肾俞穴上，灸
治10～15分钟，可与大肠俞穴一同灸治。

❷【志室】**补肾利湿，强健腰肾**

【定位】位于腰部，当第二腰椎棘突下，旁开
3寸。

【艾灸方法】用艾灸盒温和灸治两侧志室穴
10～15分钟，以腰背温热为宜。

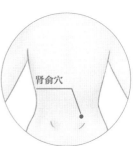

❸【大肠俞】**理气化滞，疏调肠腑**

【定位】俯卧位，在第四腰椎棘突下，腰阳
关（督脉）旁开1.5寸处取穴，约与髂嵴高
点相平。

【艾灸方法】取艾灸盒置于大肠俞穴上灸治
10～15分钟，可与肾俞穴一同灸治。

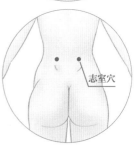

❹【八髎】**调理下焦，通经活络**

【定位】臀部沟旁开约1.5寸所在区域。

【艾灸方法】将燃着的艾灸盒固定在八髎穴上
施灸10～15分钟，以皮肤潮红为度。

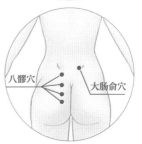

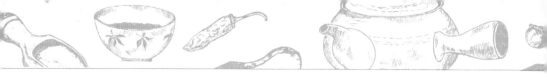

12 鼻炎

鼻炎是鼻腔炎性疾病，是病毒、细菌、变应原以及某些全身性疾病引起的鼻腔黏膜的炎症，也是五官科最常见的疾病之一。

一般可分为急性鼻炎、慢性鼻炎、药物性鼻炎、萎缩性鼻炎等，其中以急慢性鼻炎最为常见。急性鼻炎多为急性呼吸道感染的一个并发症，以鼻塞、流涕、打喷嚏为主要症状；慢性鼻炎指鼻黏膜慢性炎症，临床表现为间歇性鼻塞、交替性鼻塞、多涕，鼻塞时可有间断嗅觉减退、头痛不适及说话有鼻音等。

中医认为，本病由脾肺两虚，外感风寒或风热，使肺气失和，鼻窍不能通利所致。按摩相关穴位能健补脾肺、通利鼻窍。慢性鼻炎属于肺气不足和脾气虚弱所致，按摩对慢性鼻炎疗效显著。平时应避免受凉，少食肥甘辛辣食物和寒凉之品。

特效穴位按摩法 上迎香（鼻通）、上星、太阳、睛明

● 【上迎香（鼻通）】**疏风清热，清利鼻窍**

【定位】位于面部，当鼻翼软骨与鼻甲的交界处，近鼻唇沟上端处。

【按摩方法】用食指指腹点按上迎香穴，做旋转揉搓约50次。

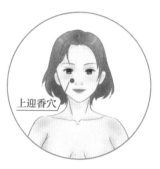

上迎香穴

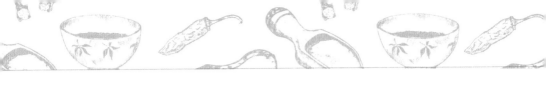

② 【上星】 **清风清热，凝神通鼻**

【定位】 位于头部，当前发际正中直上1寸。

【按摩方法】 食指、中指并拢，将指腹放于上星穴上揉按3～5分钟，以局部有酸胀感为宜。

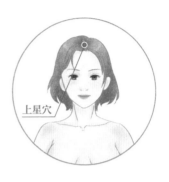

③ 【太阳】 **清肝明目，通络止痛**

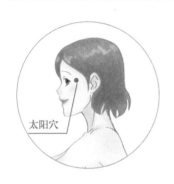

【定位】 位于耳郭前面，前额两侧，外眼角延长线的上方。

【按摩方法】 患者双目自然闭合，呈放松状态，将双手掌根贴于太阳穴，做轻缓平和的揉动，约30次。可先在太阳穴处涂少量风油精。

④ 【睛明】 **清热明目，降温除浊**

【定位】 位于目内眦外，在鼻梁两侧距内眼角半分的地方。

【按摩方法】 双手食指紧并于中指，揉按睛明穴30次，以有酸胀感为度。

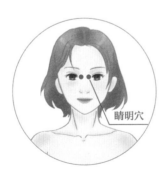

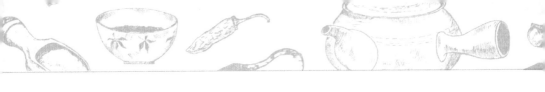

13

消化不良

消化不良是由胃动力障碍所引起的疾病，也包括胃蠕动不好的胃轻瘫和食道反流病。其主要表现为上腹痛、早饱、腹胀、嗳气等。一般分为功能性消化不良和器质性消化不良。功能性消化不良属中医的"脘痞""胃痛""嘈杂"等范畴，其病在胃，涉及肝、脾等脏器，可施以健脾和胃、疏肝理气、消食导滞等按摩治疗。消化不良者平常要注意自己的饮食习惯，不宜食用油腻、辛辣、刺激食物。

特效穴位按摩法 气海、足三里、中脘

❶【气海】**温中健脾，培元补阳**

【定位】在下腹部，前正中线上，当脐中下1.5寸。

【按摩方法】用拇指指腹揉按气海穴，力度略重，按揉约150次，1~3分钟。

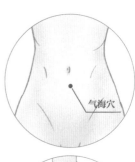

气海穴

❷【足三里】**和胃止痛，燥化脾湿**

【定位】位于小腿前外侧，当犊鼻下3寸，距胫骨前缘一横指（中指）。

【按摩方法】将拇指指腹放于足三里穴上，双手其余四指附于小腿腿腹上，微用力压揉3~5分钟。

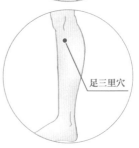

足三里穴

❸【中脘】**和胃健脾，消食导滞**

【定位】位于上腹部，前正中线上，当脐中上4寸。

【按摩方法】左手中指指腹按压穴位，右手中指指腹按压在左手中指的指甲上，两手中指同时用力揉按穴位，按摩约150次。

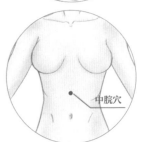

中脘穴

14

疲劳综合征

疲劳综合征又称慢性疲劳综合征，是一组以持续或反复发作的疲劳，伴有多种神经、精神症状，但无器质性及精神性疾病为特点的症候群，是亚健康状态的一种特殊表现。常伴有记忆力减退、头痛、咽喉痛、关节痛、睡眠紊乱及抑郁等多种躯体及精神神经症状。病症表现程度不同，轻重不一。

本病是自限性疾病，大多数患者可以靠增强免疫力而自行康复。长期精神压力大和过度劳累，就容易造成肝气郁结、脾肾不足，长期坚持按摩治疗可得到改善。

特效穴位按摩法 合谷、气海、列缺、足三里

❶【合谷】舒筋活络，镇静止痛

【定位】位于手背，第一、二掌骨间，当第二掌骨桡侧的中点处。

【按摩方法】将拇指指尖放在合谷穴上，其余四指置于掌心，以顺时针的方向由轻渐重掐揉100次左右。

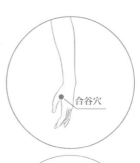

❷【气海】温中健脾，益气补阳

【定位】在下腹部，前正中线上，当脐中下1.5寸。

【按摩方法】用拇指指腹揉按气海穴，力度略重，按揉约150次，1～3分钟。

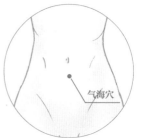

❸【列缺】通经活络，祛风止痛

【定位】在前臂桡侧缘，桡骨茎突上方，腕横纹上1.5寸处，肱桡肌与拇长展肌腱之间。

【按摩方法】将拇指指腹放于列缺穴上揉按，按摩50次左右，力度适中。

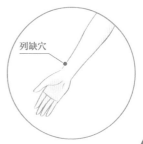

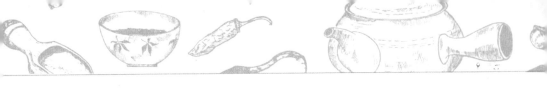

15 乳腺炎

乳腺炎在中医学上称为奶疖或乳痈，是乳腺的急性化脓性感染，常发生于产后哺乳的妇女，初产妇尤为多见，是女性常见疾病之一。可分为急性化脓性乳腺炎、乳晕旁瘘管、浆细胞性乳腺炎等，一般分为郁乳期、成脓期、溃脓期三期。早期乳腺炎以瘀奶炎症为主，尚未成脓，可用超短波理疗。如果伴有高热，可以配合输液，用青霉素、头孢类抗生素治疗。使用抗生素期间，建议不要哺乳。

急性乳腺炎是可以预防的，建议从妊娠后期开始做好产褥期保健。产后应防止乳汁淤积，养成定期哺乳的习惯，保持乳房局部干燥清洁，不要让婴儿含乳头睡，哺乳后应轻揉乳房。产妇宜身心轻松愉悦，忌食寒、辛、肥、甘。

中医认为，本症因血瘀、乳积、肝气郁结而致。按摩相关穴位能消瘀散结、活血化瘀。

特效穴位按摩法 乳根、膻中、中脘、气海

①【乳根】 通畅乳络，补益气血

【定位】位于胸部，当乳头直下，乳房根部，第五肋间隙，距前正中线4寸。

【按摩方法】用拇指指腹揉按乳根穴200次，力度由轻而重，做环状按摩运动。

乳根穴

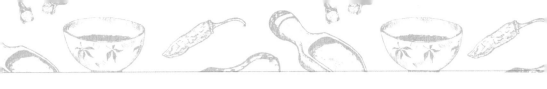

② 【膻中】 **宽胸理气，生津增液**

【定位】 位于胸部，当前正中线上，平第四肋间，两乳头连线的中点。

【按摩方法】 用手掌大鱼际或掌根贴于膻中穴上，每天早晚左右手轮流按摩穴位，逆时针揉按，以有酸痛感为度。每次按摩约100次，1~3分钟。

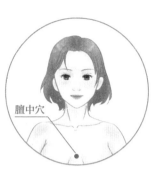

膻中穴

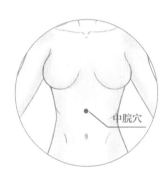

中脘穴

③ 【中脘】 **补益气血，降逆利水**

【定位】 位于上腹部，前正中线上，当脐中上4寸。

【按摩方法】 左手中指指腹按压穴位，右手中指指腹按压在左手中指的指甲上，两手中指同时用力揉按穴位，按摩约150次。

④ 【气海】 **补益元气，调经固经**

【定位】 在下腹部，前正中线上，当脐中下1.5寸。

【按摩方法】 用拇指指腹揉按气海穴，力度略重，按揉约150次，1~3分钟。

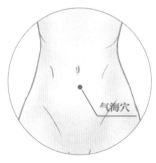

气海穴

16 产后缺乳

产后缺乳，即产后乳汁分泌量少，不能满足育儿需要。乳汁分泌多少与乳母的精神、情绪和营养状况、休息、产后修复都有密切关联。

《诸病源候论》记载："妇人手太阳、少阴之脉，下为月水，上为乳汁……既产则水血俱下，津液暴竭，经血不足，故无乳汁也。"中医认为，本病多因气血虚弱或肝郁气滞，乳不得下所致。很多产妇或产期失血过多，以致气血亏虚，乳汁化源不足；或产后七情所伤，以致气机不畅，乳汁壅滞不行。按摩相关穴位能补气养血、疏肝理气、活血化瘀，缓解产后缺乳情况。

特效穴位按摩法 肺俞、三阴交、乳根、膻中、中脘

❶【肺俞】**调补肺气，补虚清热**

【定位】在背部，当第三胸椎棘突下，旁开1.5寸。

【按摩方法】将食指、中指并拢，两指指腹放于肺俞穴上，环形按揉3分钟。

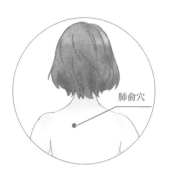

肺俞穴

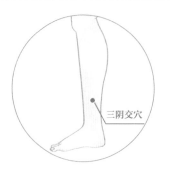

三阴交穴

❷【三阴交】**补益肝肾，健脾利湿**

【定位】位于小腿内侧，当足内踝尖上3寸，胫骨内侧缘后方。

【按摩方法】用四指指腹推摩三阴交穴300次，以酸麻胀痛感为佳。

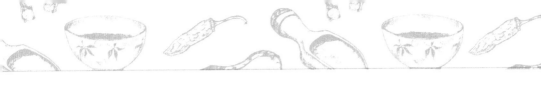

❸ 【乳根】 **通畅乳络，补益气血**

【定位】 位于胸部，当乳头直下，乳房根部，第五肋间隙，距前正中线4寸。

【按摩方法】 用拇指指腹揉按乳根穴200次，力度由轻而重，做环状按摩运动。

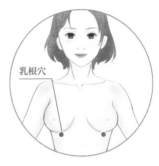

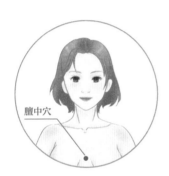

❹ 【膻中】 **宽胸理气，生津增液**

【定位】 位于胸部，当前正中线上，平第四肋间，两乳头连线的中点。

【按摩方法】 用手掌大鱼际或掌根贴于膻中穴上，每天早晚左右手轮流按摩穴位，逆时针揉按，以有酸痛感为度。每次按摩约100次，1~3分钟。

❺ 【中脘】 **补益气血，降逆利水**

【定位】 位于上腹部，前正中线上，当脐中上4寸。

【按摩方法】 左手中指指腹按压穴位，右手中指指腹按压在左手中指的指甲上，两手中指同时用力揉按穴位，按摩约150次。

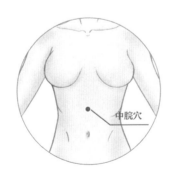

17 月经失调

月经失调是妇科常见病之一，表现为月经的周期、经色、经量、经质发生改变。病因可能是器质性病变或功能失常，如垂体前叶或卵巢功能异常；也可能因情绪异常、寒冷刺激、节食过度、嗜烟酒等不良生活习惯所致。因生活习惯所致的月经失调，平时可注重饮食调理，保暖腰腹部，尽量不服用避孕药及含激素的保健品。

中医认为，本病多因肾虚而致冲、任功能失调，或肝热不能藏血、脾虚不能生血等所致。月经失调与肾、脾、肝、气血、冲脉、任脉、子宫等都息息相关。艾灸灸治月经不调，一般要在非经期，实热证禁灸。

特效穴位艾灸法 关元、足三里、三阴交、气海、复溜

❶【关元】**培肾固本，温阳补气**

【定位】仰卧取穴，在脐下3寸，腹中线上。

【艾灸方法】将艾灸盒固定在关元穴上灸治10分钟，以局部皮肤潮红为度。

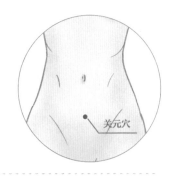

关元穴

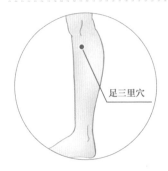

足三里穴

❷【足三里】**扶正培元，补中益气**

【定位】位于小腿前外侧，当犊鼻下3寸，距胫骨前缘一横指（中指）。

【艾灸方法】用艾条温和灸法灸治足三里穴5~10分钟，以局部皮肤潮红为度。

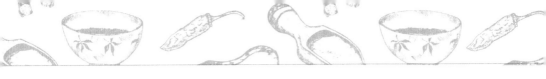

③ 【三阴交】**调补肝肾，行气活血**

【定位】位于小腿内侧，当足内踝尖上3寸，胫骨内侧缘后方。

【艾灸方法】用艾条温和灸法灸治足三里穴5~10分钟，以局部皮肤潮红为度。

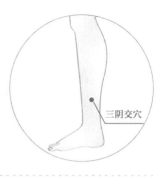

三阴交穴

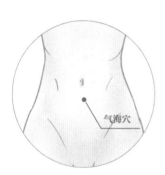

气海穴

④ 【气海】**益气助阳，调经固经**

【定位】在下腹部，前正中线上，当脐中下1.5寸。

【艾灸方法】将燃着的艾灸盒固定在气海穴上灸治10分钟，以局部皮肤潮红为度。

⑤ 【复溜】**补肾益阴，温阳利水**

【定位】在小腿内侧，太溪穴直上2寸，跟腱的前方。

【艾灸方法】用艾条温和灸法灸治复溜穴10~15分钟，以局部皮肤潮红为度。

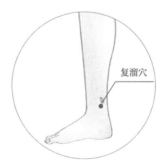

复溜穴

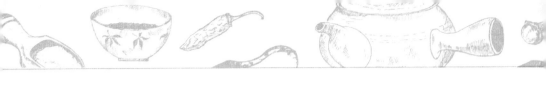

18
痛经

痛经也是女性月经期绕不开的常见病症之一，是指行经前后或月经期出现下腹部疼痛、坠胀，伴有腰酸，重症者会头晕、恶心、乏力、呕吐、腹泻、面色苍白、冷汗不止，甚至昏厥。

痛经分为原发性痛经和继发性痛经两类：原发性痛经指生殖器官无器质性病变的痛经；继发性痛经指由盆腔器质性疾病，如子宫内膜异位症、子宫腺肌病等引起的痛经。痛经也常与精神、内分泌等因素有关。痛经者可在经期前中后忌食辛辣生冷，喝一点红糖水或一小杯葡萄酒，腹部用暖水袋或暖宝宝等保暖，可预防痛经发作。经期禁游泳、盆浴、冷水浴。

中医认为，本病多因情志郁结，或经期受寒饮冷，以致经血滞于胞宫；或体质素弱，胞脉失养而引起疼痛。

特效穴位艾灸法　八髎、地机、血海、关元、三阴交

①【八髎】**调理下焦，通经活络**

【定位】臀部沟旁开约1.5寸所在区域。

【艾灸方法】将燃着的艾灸盒固定在八髎穴上施灸10～15分钟，以皮肤潮红为度。

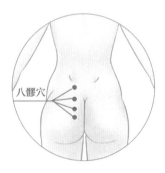

八髎穴

❷ 【地机】 **健脾渗湿，调经止带**

【定位】 位于小腿内侧，当内踝尖与阴陵泉的连线上，阴陵泉下3寸。

【艾灸方法】 用艾条温和灸法灸治地机穴10分钟，以皮肤潮红为度。

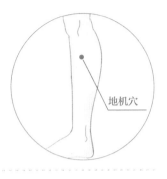

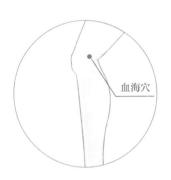

❸ 【血海】 **健脾化湿，调理经血**

【定位】 在大腿内侧，髌骨内侧端上2寸，当股四头肌内侧头的隆起处。

【艾灸方法】 用艾条温和灸法灸治血海穴，施灸10分钟，以皮肤潮红为度。

❹ 【关元】 **培肾固本，温阳补气**

【定位】 仰卧取穴，在脐下3寸，腹中线上。

【艾灸方法】 将艾灸盒固定在关元穴上灸治10分钟，以局部皮肤潮红为度。

❺ 【三阴交】 **调补肝肾，行气活血**

【定位】 位于小腿内侧，当足内踝尖上3寸，胫骨内侧缘后方。

【艾灸方法】 用艾条温和灸法灸治足三里穴5～10分钟，以局部皮肤潮红为度。

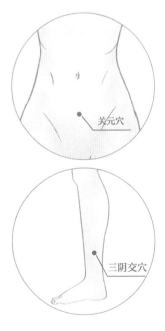

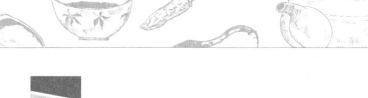

19 痛风

痛风属于关节炎的一种，由于人体内嘌呤的新陈代谢发生紊乱，导致体内尿酸产生过多或排出减少所引起的疾病，也称"高尿酸血症"。痛风病人应定期监测尿酸，发作期每2周到1个月测一次，尿酸稳定后，可3个月到半年测一次。

痛风一般发病急，表现为突然性关节疼，关节部位出现疼痛、水肿、红肿和炎症，疼痛感可持续几天或几周，缓慢减轻直至消失。痛风患者应少食肉类、海鲜、含酵母食物等，不宜剧烈活动。酒精会消耗人体大量水分，并产生大量嘌呤，尿酸过多，痛风发病率会增加。痛风可发生于各个年龄段，男性发病率一般高于女性。

特效穴位艾灸法 太溪、昆仑、腰阳关、神阙、商丘

❶【太溪】**滋阴壮阳，强腰益肾**

【定位】位于足内侧，内踝后方，当内踝尖与跟腱之间的凹陷处。

【艾灸方法】艾条温和灸治两侧太溪穴各10~15分钟，以局部温热舒适为宜。

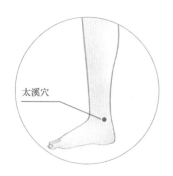

太溪穴

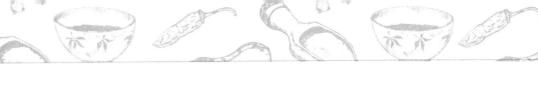

②【昆仑】**舒筋活络，消肿止痛**

【定位】位于足部外踝后方，当外踝尖
与跟腱之间的凹陷处。

【艾灸方法】用艾条温和灸法灸治昆仑
穴10分钟，以施灸部位出现潮红为度。

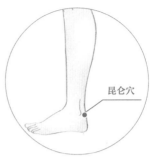

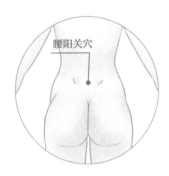

③【腰阳关】**强健腰肌，除湿降浊**

【定位】位于腰部，当后正中线上，第四
腰椎棘突下凹陷中。

【艾灸方法】点燃艾灸盒放于腰阳关穴上
灸治10~15分钟，以皮肤潮红发热为度。

④【神阙】**温阳救逆，健运脾胃**

【定位】肚脐眼即为神阙穴。

【艾灸方法】点燃艾灸盒放于神阙穴
上灸治10分钟，以温热舒适为度。

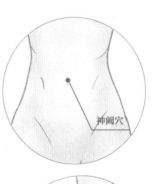

⑤【商丘】**健脾化湿，消炎止痛**

【定位】位于足内踝前下方凹陷中，
当舟骨结节与内踝尖连线的中点处。

【艾灸方法】用艾条温和灸法灸治商
丘穴15分钟，以皮肤潮红发热为度。

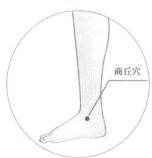

20 风湿性关节炎

风湿性关节炎是一种急性或慢性结缔组织炎症，与人体溶血性链球菌感染密切相关，尤其是咽部链球菌感染。关节疼痛是其主要症状，并会反复发作。一般膝关节、踝关节、肩关节、腕关节等大关节处最易发病，出现对称性、游走性疼痛，伴有红、肿、热炎症，并由一个关节转移到另一个关节，也会同时几个关节发病。风湿性关节炎患者还常伴有心肌炎、心内膜炎、心包炎等，有心悸、气促、心前区疼痛等症状。

中医称风湿关节炎为"痹证"，属热痹者。痹证的产生与外邪、饮食和生活环境有关，风寒湿邪外袭，凡气候变化无常、冷热交错，或居处潮湿，涉水冒雨，或邪直入肌肉、关节、筋脉，皆可致病。艾灸灸治一般不灸患处，可找出体内热毒来源而加以灸治拔除热毒。

特效穴位艾灸法 膝眼、太溪、照海、肩髃、曲池

1 【膝眼】 **消肿止痛，通经活络**

【定位】 位于膝部，髌骨下方与髌韧带内侧的凹陷中。

【艾灸方法】 用艾条回旋灸法灸治膝眼10～15分钟。

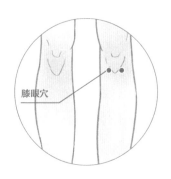

膝眼穴

❷【太溪】**滋阴益肾，壮阳强腰**

【定位】位于足内侧，内踝后方，当内踝尖与跟腱之间的凹陷处。

【艾灸方法】用艾条回旋灸法灸治太溪穴10～15分钟，灸至局部温热、出现红晕为度。

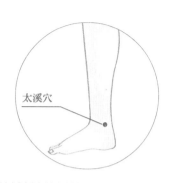

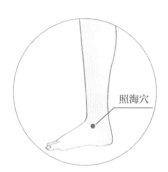

❸【照海】**滋阴清热，凝神止痛**

【定位】位于足内侧，内踝尖下方凹陷处。

【艾灸方法】用艾条回旋灸法灸治照海10～15分钟，灸至局部红晕温热为度。

❹【肩髃】**祛风通络，通利关节**

【定位】将上臂外展平举，肩关节部出现两个凹窝，位于前面一个凹窝中。

【艾灸方法】用艾条回旋灸法灸治肩髃穴10～15分钟。

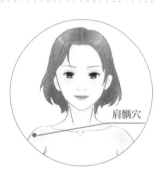

❺【曲池】**散瘀消肿，舒筋利节**

【定位】肘横纹外侧端前缘部位。

【艾灸方法】用艾条温和灸法灸治曲池穴10～15分钟。

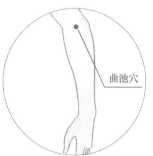

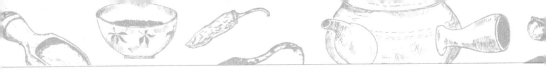

21 呕吐

呕吐是中医病症名，主要因胃失和降，胃气上逆所致，与肝脾也有密切关系。病理不外虚实两类：实证因外邪、食滞、痰饮、肝气等邪气犯胃，以致胃气痞塞，升降失调，气逆作呕；虚证为脾胃气阴亏虚，运化失常，不能和降。如呕吐日久，则会损伤脾胃，可由实转虚或虚实夹杂。脾胃素虚者禁食生冷瓜果、寒凉药物；胃中有热者忌食肥甘厚腻、辛辣香燥等以及温燥药物，戒烟戒酒。

艾灸治疗应以和胃降逆为原则，但须根据虚实不同情况分别处理。偏邪实者可灸治解表、消食、化痰、解郁等穴位；偏虚者宜扶正为主，可灸治健运脾胃、益气养阴等穴位。

特效穴位艾灸法 神阙、中脘、内关、足三里

①【神阙】**温阳救逆，健运脾胃**

【定位】肚脐眼即为神阙穴。

【艾灸方法】点燃艾灸盒放于神阙穴上灸治10分钟，以温热舒适为度。

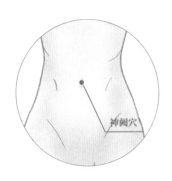

神阙穴

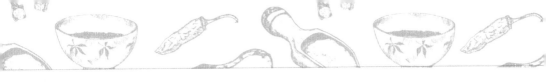

❷【中脘】 **和胃健脾，降逆利水**

【定位】 位于上腹部，前正中线上，当脐中上4寸。

【艾灸方法】 将艾灸盒放于中脘穴上灸治10～15分钟，以局部皮肤潮红为度。

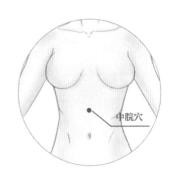

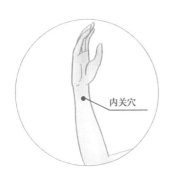

❸【内关】 **理气宽胸，和胃降逆**

【定位】 位于前臂正中，腕横纹上2寸，在桡侧腕屈肌腱和掌长肌腱之间。

【艾灸方法】 用艾条温和灸法灸治内关穴，至皮肤潮红发热为宜。

❹【足三里】**生发胃气，燥化脾湿**

【定位】 位于小腿前外侧，当犊鼻下3寸，距胫骨前缘一横指（中指）。

【艾灸方法】 用艾条温和灸法灸治两侧足三里穴10～15分钟。

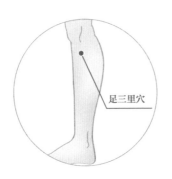

22 消化性溃疡

消化性溃疡指发生在胃和十二指肠的慢性溃疡，也是多发病。胃酸分泌过多、胃黏膜保护作用减弱、胃排空延缓和胆汁反流、幽门螺杆菌感染、遗传或药物因素、环境或精神因素等，都可引起消化性溃疡。该病症一般呈钝痛、灼痛或饥饿样痛，症状轻者尚可忍耐，但若持续性剧痛则可能是溃疡穿透或穿孔，及时就诊。本病十二指肠溃疡比胃溃疡多见，以青壮年多发，男多于女，儿童亦可发病。

中医认为，该病症常与脾胃虚弱、饮食不节、情志所伤、寒邪侵入等相关。患者忌空腹上班或睡觉，应减少烟、酒、辛辣、浓茶、咖啡及某些药物的刺激，通过多休息、及时进食、服制酸药或以手按压疼痛部位等方法可减轻或缓解疼痛。

特效穴位艾灸法 太冲、公孙、中脘、神阙

① 【太冲】 **平肝清热，疏肝养血**

【定位】 在足背侧，当第一、二跖骨结合部之前凹陷处。

【艾灸方法】 用艾条回旋灸法来回灸治太冲穴10～15分钟，至皮肤潮红发热为宜。

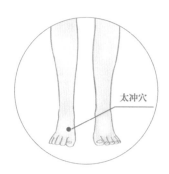

太冲穴

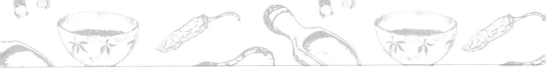

❷【公孙】 **健脾化湿，和胃止痛**

【定位】在足内侧缘，第一跖骨基底部的前下方，赤白肉际处。

【艾灸方法】用艾条回旋灸法来回灸治公孙穴10～15分钟，至皮肤潮红发热为宜。

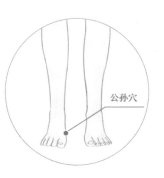

公孙穴

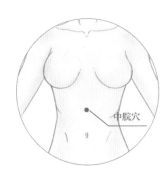

中脘穴

❸【中脘】 **和胃健脾，降逆利水**

【定位】位于上腹部，前正中线上，当脐中上4寸。

【艾灸方法】将艾灸盒放于中脘穴上灸治10～15分钟，以局部皮肤潮红为度。

❹【神阙】 **温阳救逆，健运脾胃**

【定位】肚脐眼即为神阙穴。

【艾灸方法】点燃艾灸盒放于神阙穴上灸治10分钟，以温热舒适为度。

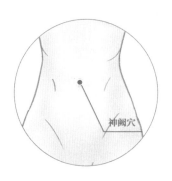

神阙穴

23 胃下垂

胃下垂指站立时胃大弯抵达盆腔，胃小弯弧线最低点降到髂嵴联线以下，常伴有十二指肠球部位置的改变。病因多是膈肌悬力不足、活动力降低、位置下降，或胃膈肝脾等支撑内脏器官韧带松弛、腹内压降低松弛等。轻度胃下垂者一般无症状，重度胃下垂者则会出现腹胀或上腹不适、恶心呕吐、嗳气厌食、便秘、精神不佳等症状，或同时出现肝、脾、肾、横结肠等其他内脏下垂。

中医认为，胃下垂病位在胃，因脾胃虚弱、中气下陷所致。胃下垂患者应保持饮食规律，少食多餐、细嚼慢咽、营养均衡，禁食刺激性食物，少饮果酒和淡茶，可减缓胃下垂症状。此外，也可进行一些如散步、练气功、打太极拳等运动。

特效穴位艾灸法 梁门、关元、足三里

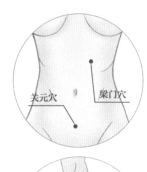

① 【梁门】**和胃理气，健脾调中**

【定位】位于人体的上腹部，当脐中上4寸，距前正中线2寸。

【艾灸方法】将艾灸盒放于梁门穴上灸治10~15分钟，至局部皮肤潮红为止。

② 【关元】**培元固本，降浊正清**

【定位】位于下腹部，前正中线上，当脐中下3寸。

【艾灸方法】将艾灸盒放于关元穴上灸治10~15分钟，至局部皮肤潮红为止。

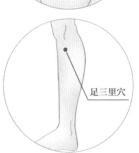

③ 【足三里】**生发胃气，燥化脾湿**

【定位】位于小腿前外侧，当犊鼻下3寸，距胫骨前缘一横指（中指）。

【艾灸方法】用艾条温和灸法灸治两侧足三里穴10~15分钟。

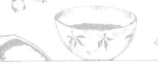

24 中暑

中暑指长时间在高温或热辐射或湿度较高等环境下，机体出现体温调节或汗腺功能障碍、水电解质代谢紊乱、中枢神经系统障碍等为主要表现的急性疾病。轻者出现头痛、头晕、口渴、多汗、发热、恶心、呕吐、胸闷、四肢无力、脉搏细速、血压下降等症状，重者甚至会昏厥、昏迷等。

该病多发于夏季，高发人群为超重或患有糖尿病、心血管疾病等慢性疾病者，高温天气进行剧烈活动者、饮酒者，或服用抗组胺药物、抗胆碱药物者，婴幼儿和65岁以上的老人。对于中暑患者，一般药物降温无效。对于热射病患者，以解热镇痛药水杨酸盐治疗不仅无效，还可能有害。建议在炎热高温天减少锻炼。如出现心跳加速、喘不过气、头晕、心慌等情况，及时饮水休息。切勿将婴儿、儿童或宠物留在停放的汽车内。

特效穴位刮痧法 风府、哑门、内关

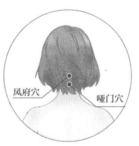

风府穴　　哑门穴

① 【风府】 **散热吸湿，清头通鼻**

【定位】 用手摸后脑至颈部凸起的骨头下面凹陷处。

【刮痧方法】 用角刮法刮拭风府穴30次，力度适中，以出现轻微痧痕为度。

② 【哑门】 **开窍醒脑，疏风通络**

【定位】 在项部，当后发际正中直上1.5寸，第一颈椎下。

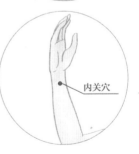

内关穴

【刮痧方法】 用角刮法刮拭哑门穴30次，从上至下刮拭，以局部发热为度，可不出痧。

③ 【内关】 **理气宽胸，和胃降逆**

【定位】 位于前臂正中，腕横纹上2寸，在桡侧腕屈肌腱和掌长肌腱之间。

【刮痧方法】 用角刮法刮拭内关穴30次，以出痧为度。

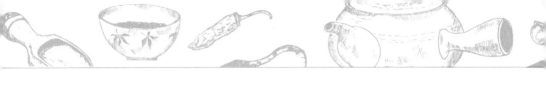

25
痔疮

常言道"十男九痔""十女十痔",可见痔疮是肛门科常见病之一。痔疮根据发生部位不同,可分为内痔、外痔和混合痔。内痔位于肛门齿线以上,常便后带血,重者有不同程度的贫血;外痔在肛门齿线以下,主要为结缔组织外痔(皮垂、皮赘)和炎性外痔,感染发炎或形成血栓外痔时,如厕时有痛感,有时伴瘙痒;常见的混合痔是内痔、外痔混合体,主要表现为便血、肛门疼痛及坠胀、肛门瘙痒等。

中医认为,痔疮多因平素湿热内积、过食辛辣、久坐久立,或临产用力、大便秘结、久泻久痢等而致体内生风化燥、湿热留滞、浊气瘀血下注肛门而致病。艾灸灸治百会穴,能减少痔疮的坠胀感和抑制肿物突出;灸治肾俞、大肠俞、腰阳关穴,能升阳举陷、消痔化瘀;灸治三阴交穴,能健脾益气、调理胃肠。

特效穴位艾灸法 百会、肾俞、大肠俞、腰阳关、三阴交

① 【百会】**醒脑开窍,安神定志**

【定位】在头顶正中线与两耳尖连线的交点处。

【艾灸方法】用艾条温和灸法灸治百会穴,至皮肤发热为宜。

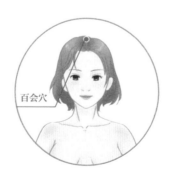

百会穴

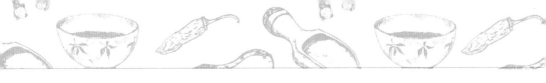

❷【肾俞】**补益脾肾，调理气机**

【定位】位于腰部，当第二腰椎棘突下，旁开1.5寸。

【艾灸方法】取燃着的艾灸盒置于肾俞穴上，灸治10～15分钟，可与大肠俞、腰阳关穴一同灸治。

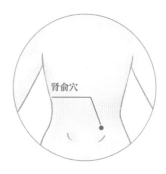

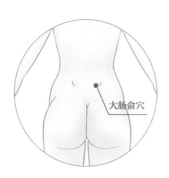

❸【大肠俞】**理气化滞，疏调肠腑**

【定位】俯卧位，在第四腰椎棘突下，腰阳关（督脉）旁开1.5寸处取穴，约与髂嵴高点相平。

【艾灸方法】取艾灸盒置于大肠俞穴上灸治10～15分钟，可与肾俞、腰阳关穴一同灸治。

❹【腰阳关】**强健腰膝，祛寒除湿**

【定位】位于腰部，当后正中线上，第四腰椎棘突下凹陷中。

【艾灸方法】取艾灸盒置于腰阳关穴上灸治10～15分钟，可与肾俞、大肠俞穴一同灸治。

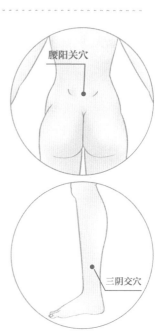

❺【三阴交】**调补肝肾，行气活血**

【定位】位于小腿内侧，当足内踝尖上3寸，胫骨内侧缘后方。

【艾灸方法】用艾条温和灸法灸治足三里穴5～10分钟，以局部皮肤潮红为度。

26

空调病

医学上并无空调病的名称，它是社会学诊断病名，指长时间在空调环境下工作学习的人，因空气不流通、环境不佳，出现头晕、头痛、上呼吸道感染、疲乏无力、关节酸痛、腰背痛等症状，严重者可引起肺炎、口眼㖞斜、女性痛经等。一般呼吸道、关节肌肉、神经系统最易受累。

空调病多以预防为主，开启空调时间不宜过长，定时关闭空调，打开窗户换气；室内外温差不要过大；保证一定的室外活动时间，多喝水，加速体内新陈代谢；空调口尽量不要直吹，注意颈肩椎、膝关节等部位保暖；定期清洗空调，减少细菌滋生感染。

中医认为，空调病多因风寒袭表、暑湿内闭、燥邪犯表，机体受风寒之邪，出现筋脉牵引拘急、脾胃功能受损等。艾灸灸治相关穴位可祛风散寒、疏通经络、活血化瘀，有效缓解腰膝关节等部位的不适。

特效穴位艾灸法 膝阳关、阳陵泉、梁丘、膝眼、足三里

① 【膝阳关】**祛风化湿，通络利节**

【定位】位于膝外侧，当阳陵泉上3寸，股骨外上髁上方的凹陷处。

【艾灸方法】用艾条回旋灸法灸治膝阳关穴10～15分钟，以局部皮肤红晕为度。

膝阳关穴

② 【阳陵泉】**活血化瘀，清热化湿**

【定位】位于小腿外侧，当腓骨头前下方凹陷处。

【艾灸方法】用艾条回旋灸法灸治阳陵泉穴10～15分钟，以局部皮肤红晕为度。

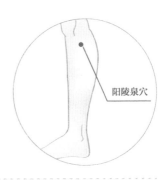

阳陵泉穴

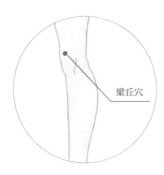

梁丘穴

③ 【梁丘】**调理脾胃，益补气血**

【定位】屈膝，位于大腿前面，当髂前上棘与髌底外侧端的连线上，髌底上2寸。

【艾灸方法】用艾条回旋灸法灸治梁丘穴10～15分钟，以局部皮肤红晕为度。

④ 【膝眼】**消肿止痛，通经活络**

【定位】位于膝部，髌骨下方与髌韧带内侧的凹陷中。

【艾灸方法】用艾条回旋灸法灸治膝眼穴10～15分钟。

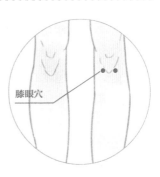

膝眼穴

⑤ 【足三里】**生发胃气，燥化脾湿**

【定位】位于小腿前外侧，当犊鼻下3寸，距胫骨前缘一横指（中指）。

【艾灸方法】用艾条温和灸法灸治两侧足三里穴10～15分钟。

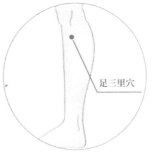

足三里穴

27

更年期综合征

更年期综合征指女性从生育期向老年期过渡期间，卵巢功能逐渐衰退，雌激素分泌量减少，从而引起自主神经功能失调为主的一系列症候群。本病始发于40岁以上女性，历时久，绝经是重要标志。女性进入更年期，会出现月经紊乱不规则，同时伴有潮热、心悸、胸闷、烦躁不安、激动失眠、多虑抑郁、小便失禁、骨质疏松、乳房下垂或不同程度萎缩等症状。

中医认为，本病多由于年老体衰，肾气虚弱或受产育、精神情志等因素的影响，使阴阳失去平衡，引起心、肝、脾、肾等脏腑功能紊乱所致。

特效穴位艾灸法 涌泉、蠡沟、肾俞、足三里、三阴交、太溪

① 【涌泉】 **滋阴益肾，平肝熄风**

【定位】位于足底部，蜷足时足前部凹陷处，约当足底二、三趾趾缝纹头端与足跟连线的前1/3与后2/3交点上。

【艾灸方法】用艾条温和灸法灸治两侧涌泉穴各10~15分钟。

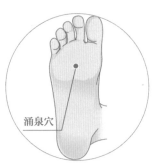

涌泉穴

② 【蠡沟】 **疏肝理气，调经止带**

【定位】位于小腿内侧，当足内踝尖上5寸，胫骨内侧面的中央。

【艾灸方法】用艾条回旋灸法灸治两侧蠡沟穴10~15分钟，灸至局部温热为度。

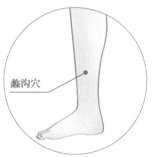

蠡沟穴

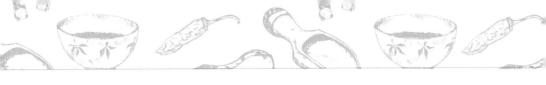

❸【肾俞】**补益脾肾，调理气机**

【定位】位于腰部，当第二腰椎棘突下，旁开1.5寸。

【艾灸方法】用艾灸盒置于两侧肾俞穴上，灸治10~15分钟。

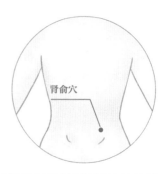

肾俞穴

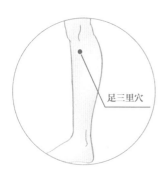

足三里穴

❹【足三里】**调理脾胃，燥化脾湿**

【定位】位于小腿前外侧，当犊鼻下3寸，距胫骨前缘一横指（中指）。

【艾灸方法】用艾条温和灸法灸治两侧足三里穴各10~15分钟。

❺【三阴交】**调补肝肾，行气活血**

【定位】位于小腿内侧，当足内踝尖上3寸，胫骨内侧缘后方。

【艾灸方法】用艾条温和灸法灸治三阴交穴5~10分钟，以局部皮肤潮红为度。

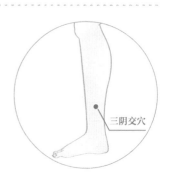

三阴交穴

❻【太溪】**滋阴益肾，壮阳强腰**

【定位】位于足内侧，内踝后方，当内踝突与跟腱之间的凹陷处。

【艾灸方法】用艾条回旋灸法灸治太溪穴10~15分钟，灸至局部温热为度。

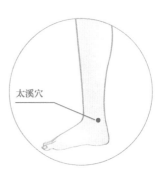

太溪穴

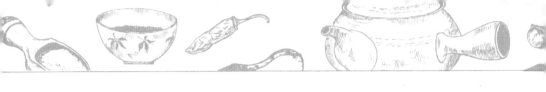

28 发热

发热指体温高出正常标准（≥37.3℃），低热为37.3~38.0℃，中等度热为38.1~39.0℃，高热是39.1~41.0℃，达41.0℃以上为超高热。发热也分为感染性发热和非感染性发热。感染性发热一般是由细菌、病毒、肺炎支原体、真菌、螺旋体及寄生虫等各种病原体侵入后引起的发热。根据感染源不同，可选择有效药物治疗，一般不超过38.0℃可先进行物理降温处理。非感染性发热可由无菌性坏死组织吸收、内分泌与代谢疾病、体温调节中枢功能失常、自主神经功能紊乱等症状引起。发热患者需卧床休息，多饮水，给予清淡、易消化饮食。

中医认为，发热分外感发热和内伤发热两种。外感发热常见于感冒、伤寒、瘟疫等病症；内伤发热有阴虚发热、阳虚发热、血虚发热、气虚发热等。

特效穴位刮痧法 外关、风池、大椎、大杼

❶【外关】**祛火活络，清热解表**

【定位】位于前臂背侧，当阳池与肘尖的连线上，腕背横纹上2寸处，尺骨与桡骨之间。

【刮痧方法】用角刮法着力于外关穴，带动皮下组织回旋刮拭20次。

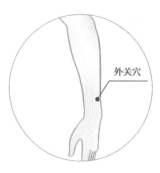

外关穴

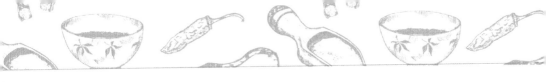

② 【风池】 **祛风散寒，开窍镇痛**

【定位】位于后颈部，后头骨下。两条大筋外缘陷窝中，与耳垂齐平。

【刮痧方法】用角刮法刮拭风池穴30次，力度适中。

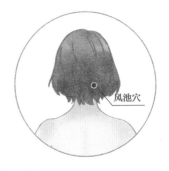

风池穴

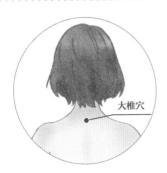

大椎穴

③ 【大椎】 **通经活络，补虚益气**

【定位】位于后正中线上，第七颈椎棘突下凹陷中。

【刮痧方法】用角刮法由上向下刮拭大椎穴30次，以出痧为止。

④ 【大杼】 **强筋健骨，清邪除热**

【定位】在背部，当第一胸椎棘突下，旁开1.5寸。

【刮痧方法】用面刮法由上至下连续刮拭大杼穴40次，以局部皮肤出现红色痧点为度。

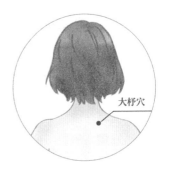

大杼穴

29 强直性脊柱炎

强直性脊柱炎属风湿病科，是以脊柱为主要病变部位的慢性炎症疾病，累及骶髂关节，引起脊柱强直和纤维化，造成不同程度的肺、肌肉、骨骼病变，是自身免疫性疾病。早期无明显不适症状，病情加重会逐渐出现腰、背、颈、臀、髋部疼痛以及关节肿痛，晨或夜间痛明显，重者可发生脊柱畸形和关节强直。

患者应避免长时间维持一个姿势不动，可每间隔1小时活动10分钟。不宜睡高枕头和软床，尽量平躺，保持背部直立。热敷可缓解局部疼痛。注意饮食卫生，多喝开水，多吃青菜、水果，避免憋尿及便秘。

特效穴位刮痧法 大椎、承山、夹脊、委中

❶【大椎】**通经活络，益气补阳**

【定位】位于后正中线上，第七颈椎棘突下凹陷中。

【刮痧方法】用面刮法由上至下刮拭大椎穴50次，至出现痧痕为止。

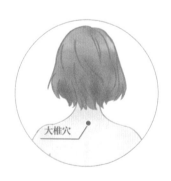

大椎穴

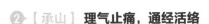

❷【承山】 **理气止痛，通经活络**

【定位】 在小腿后面正中，委中与昆仑之间，当伸直小腿或足跟上提时，腓肠肌肌腹下出现尖角凹陷处。

【刮痧方法】 用面刮法自上而下刮拭承山穴20次，以皮肤出痧为度。

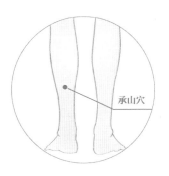

❸【夹脊】 **调节脏腑，舒筋活络**

【定位】 位于背腰部，第一胸椎至第五腰椎棘突下旁开0.5寸，两侧各有17个穴位。

【刮痧方法】 用面刮法从上往下刮拭夹脊穴30次，以皮肤出痧为度。

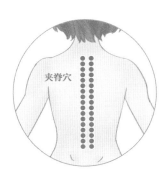

❹【委中】 **散瘀活血，清热解毒**

【定位】 在腘横纹中点，当股二头肌肌腱与半腱肌肌腱的中间。

【刮痧方法】 用面刮法自上而下刮拭委中穴20次，以皮肤出痧为度。

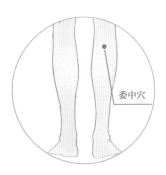

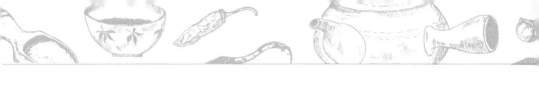

30 腹泻

腹泻是大肠疾病最常见的一种症状，是指排便次数明显超过日常习惯的排便次数，粪质稀薄，水分增多，每日排便总量超过200克。腹泻一般分急性腹泻和慢性腹泻：急性腹泻发病急，大多由感染引起，病程持续2~3周，常伴有腹痛、恶心、呕吐及发热，小肠感染常为水样泻，大肠感染常含血性便；慢性腹泻的病因比较复杂，肠黏膜本身病变、小肠内细菌繁殖过多、肠道运输功能缺陷、消化能力不足、肠运动紊乱、内分泌疾病和肠道外肿瘤等因素均有可能导致。病程达2个月以上或间歇期在2~4周内的复发性腹泻，可伴有腹痛、发热、消瘦、腹部包块等症状。

特效穴位刮痧法 建里、天突、脾俞、胃俞

① 【建里】 **消积化滞，调理脾胃**

【定位】 在上腹部，前正中线上，当脐中上3寸。

【刮痧方法】 用角刮法刮拭建里穴30次左右，可不出痧。

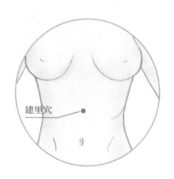

建里穴

❷【天突】**宣通肺气，降逆和胃**

【定位】在颈部，当前正中线上，胸骨上窝中央。

【刮痧方法】以角刮法刮拭颈部天突穴约30次，力度适中，可不出痧。

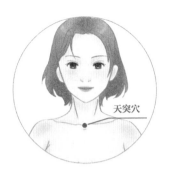

天突穴

❸【脾俞】**健脾和胃，利湿升清**

【定位】在背部，当第十一胸椎棘突下，旁开1.5寸。

【刮痧方法】用刮痧板侧边从上往下刮拭脾俞穴2~3分钟，以皮肤发热为度。

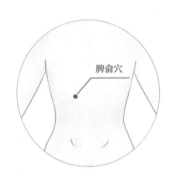

脾俞穴

❹【胃俞】**和胃健脾，理中降逆**

【定位】在背部，当第十二胸椎棘突下，旁开1.5寸。

【刮痧方法】用刮痧板侧边从上往下刮拭胃俞穴2~3分钟，以皮肤发热为度。

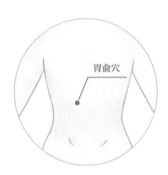

胃俞穴

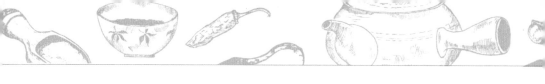

31 中耳炎

中耳炎指咽鼓管、鼓室、鼓窦及乳突气房等中耳全部或部分结构的炎性病变，儿童多发，可分为非化脓性及化脓性两大类。非化脓性中耳炎包括分泌性中耳炎、气压损伤性中耳炎等，听力下降、耳痛、耳内闷胀感或闭塞感、耳鸣是其主要症状。

化脓性中耳炎有急性和慢性之分。急性化脓性中耳炎由化脓性细菌感染引起，常见有耳痛流脓，严重的可伴有迷路炎、面神经麻痹以及脑膜炎、脑脓肿等颅内并发症。慢性化脓性中耳炎指中耳黏膜、骨膜或深达骨质的慢性化脓性炎症。常见耳内间断或持续性流脓、鼓膜穿孔、听力下降等，严重时也可引起颅内颅外的并发症。

特效穴位刮痧法 耳门、听宫、翳风

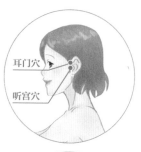

❶【耳门】**清热活络，开窍聪耳**

【定位】在面部，当耳屏上切迹的前方，下颌骨髁突后缘，张口有凹陷处。

【刮痧方法】用刮痧板角部刮拭耳门穴，力度适中，至皮肤出痧为止。

❷【听宫】**聪耳开窍，通鼻止痛**

【定位】在面部，耳屏前，下颌骨髁状突的后方，张口时呈凹陷处。

【刮痧方法】用角刮法刮拭听宫穴30次左右，至皮肤出痧为度。

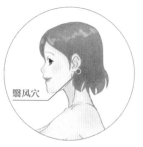

❸【翳风】**清肝明目，益气补阳**

【定位】在耳垂后方，当乳突与下颌角之间的凹陷处。

【刮痧方法】用角刮法刮拭翳风穴约30次，以局部皮肤发热为度。

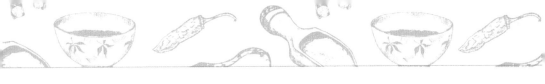

32 肥胖症

肥胖症指人体脂肪沉积过多，超出标准体重的20%。该病症常因热量摄入多于热量消耗或机体脂肪代谢紊乱而致。肥胖症分为轻、中、重三种类型：轻度患者一般无自觉症状，生活起居正常无碍；中度患者常有心悸、腹胀、易疲劳、胃热多汗、呼吸短促，甚至下肢浮肿等症状；重度肥胖患者容易引起高血压、心血管病、肝脏病变、肿瘤、睡眠呼吸暂停等一系列问题。

特效穴位刮痧法 肾俞、膻中、中脘

❶【肾俞】补益脾肾，强健腰肌

【定位】位于腰部，当第二腰椎棘突下，旁开1.5寸。

【刮痧方法】用面刮法由内而外、由轻渐重刮拭肾俞穴约20次，以皮肤出痧为度。

❷【膻中】宽胸理气，生津增液

【定位】位于胸部，当前正中线上，平第四肋间，两乳头连线的中点。

【刮痧方法】用角刮法自上而下轻刮膻中穴30次，以皮肤出痧为度。

❸【中脘】和胃健脾，降逆利水

【定位】位于上腹部，前正中线上，当脐中上4寸。

【刮痧方法】用角刮法自上而下刮拭中脘穴50次，力度由轻而重，以皮肤出痧为度。

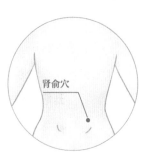

肾俞穴

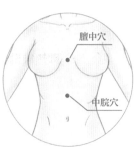

膻中穴

中脘穴

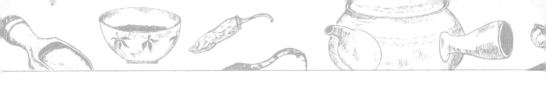

33

神经衰弱

神经衰弱属神经官能症，是常见的慢性功能性疾病，多源于精神因素。大脑由于长期情绪紧张及精神压力，从而使精神活动能力减弱，主要症状有疲劳乏力、注意力不能集中、睡眠障碍、记忆力减退、对刺激过度敏感、肌肉紧张性疼痛等。神经衰弱者应改善心理紧张状态、缓解精神压力，调整不合理的学习、工作方式，多坚持体育锻炼，放松心情。

特效穴位刮痧法 心俞、百会、风府、风池

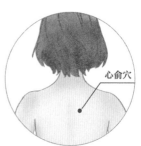

心俞穴

① 【心俞】 **活络安神，宽胸理气**

【定位】 位于背部，当第五胸椎棘突下，旁开1.5寸。

【刮痧方法】 用刮痧板侧边从上向下刮拭心俞穴30次，至皮肤发热为度。

② 【百会】 **升阳举陷，益气醒脑**

【定位】 在头顶正中线与两耳尖连线的交点处。

【刮痧方法】 用角刮法刮拭百会穴约30次，以头部皮肤发热为度。

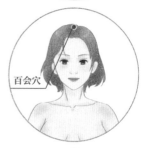

百会穴

③ 【风府】 **散热吸湿，通关开窍**

【定位】 用手摸后脑至颈部凸起的骨头下面凹陷处。

【刮痧方法】 用角刮法连续刮拭风府穴30次，可不出痧。

④ 【风池】 **祛风散邪，调理气血**

【定位】 位于后颈部，后头骨下，两条大筋外缘陷窝中，与耳垂齐平。

【刮痧方法】 用角刮法由上向下刮拭风池穴30次，以出痧为度。

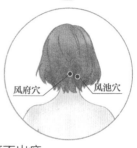

风府穴　风池穴

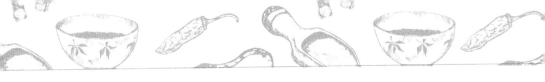

34

尿潴留

尿潴留指膀胱内积有大量尿液而不能正常排出,可分为急性尿潴留和慢性尿潴留。急性尿潴留起病急骤,膀胱内充满尿液不能排出,令患者胀痛难忍,辗转不安;慢性尿潴留多由持久而严重的梗阻病变引起,一般起病缓慢,病程长,排尿不畅、尿频、尿不尽,下腹胀满不适,可出现充溢性尿失禁。也有一些患者明显上尿路扩张、肾积水,甚至出现尿毒症症状,如虚弱、贫血、呼吸有尿臭味、无食欲、恶心呕吐、贫血、血清肌酐和尿素氮升高等。但病人没有排尿也不一定就是尿潴留,要特别分清。

特效穴位刮痧法 膀胱俞、关元、阴陵泉、八髎

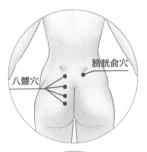

❶【膀胱俞】**强健腰脊,通利膀胱**

【定位】在骶部,当骶正中嵴旁1.5寸,平第二骶后孔。

【刮痧方法】用角刮法从上往下轻刮膀胱俞穴30次,以皮肤出痧为度。

❷【关元】**培元固本,导赤通淋**

【定位】位于下腹部,前正中线上,当脐中下3寸。

【刮痧方法】以角刮法刮拭关元穴30次,以皮肤发热为度。

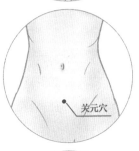

❸【阴陵泉】**通利三焦,健脾利水**

【定位】在小腿内侧,当胫骨内侧髁后下方凹陷处。

【刮痧方法】用角刮法从上往下刮拭阴陵泉穴30次,以皮肤出痧为度。

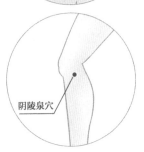

❹【八髎】**调理下焦,通经活络**

【定位】臀部沟旁开约1.5寸所在区域。

【刮痧方法】用角刮法刮拭八髎穴30次,力度轻柔,以皮肤潮红为宜。

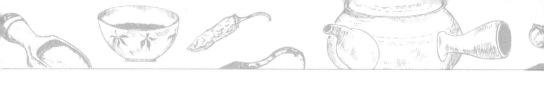

35

食欲不振

食欲不振指对食物缺乏需求的欲望，如果完全不想进食则为厌食。常见于急慢性胃炎、胃癌、肺结核、心力衰竭、肝炎、肝硬化、神经性厌食等病症。饥饱不均、情绪紧张、过度疲劳、暴饮暴食、酗酒吸烟等均可导致食欲不振。

中医认为，本病多因脾胃气机阻滞、胃失和降、脾胃虚寒等。食欲不振者应养成良好的饮食习惯，定时吃饭，适量运动，心情愉悦。

特效穴位刮痧法 足三里、肝俞、中脘

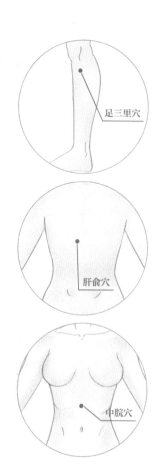

足三里穴

肝俞穴

中脘穴

❶【足三里】调理脾胃，燥化脾湿

【定位】位于小腿前外侧，当犊鼻下3寸，距胫骨前缘一横指（中指）。

【刮痧方法】用角刮法由上往下刮拭足三里穴20次，力度略重，可不出痧。

❷【肝俞】疏肝理气，降火退热

【定位】在背部，第九胸椎棘突下，旁开1.5寸。

【刮痧方法】用角刮法由上往下刮拭肝俞穴20次，以皮肤发热为度。

❸【中脘】和胃健脾，降逆利水

【定位】位于上腹部，前正中线上，当脐中上4寸。

【刮痧方法】用角刮法自上而下刮拭中脘穴50次，力度由轻而重，以皮肤出痧为度。

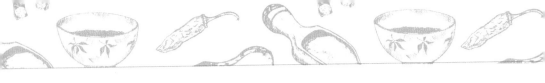

36 闭经

闭经指妇女应来月经但仍未来潮者，分为原发性、继发性、生理性和病理性。原发性闭经为女性年龄大于14岁，但第二性征未发育；或年龄大于16岁，第二性征已发育，月经都未来潮。继发性闭经指有正常月经周期，月经停止6个月以上，或停止3个月经周期以上。生理性闭经指妊娠期、哺乳期和绝经期后的无月经。病理性闭经指由功能性或器质性病变引起的闭经。非正常的闭经女性，多形体瘦弱、精神疲倦、忧郁恼怒等。中医认为，本病因肝肾不足、气血虚弱或气滞血瘀、寒凝气结所致。应保持平和心态，适当运动。

特效穴位刮痧法 足三里、三阴交、血海

① 【足三里】调理脾胃，燥化脾湿

【定位】位于小腿前外侧，当犊鼻下3寸，距胫骨前缘一横指（中指）。

【刮痧方法】用角刮法由上往下刮拭足三里穴20次，力度略重，可不出痧。

② 【三阴交】调补肝肾，行气活血

【定位】位于小腿内侧，当足内踝尖上3寸，胫骨内侧缘后方。

【刮痧方法】用角刮法从上往下刮拭三阴交穴30次，力度略重，以皮肤出痧为度。

③ 【血海】健脾化湿，调理经血

【定位】在大腿内侧，髌骨内侧端上2寸，当股四头肌内侧头的隆起处。

【刮痧方法】用刮痧板厚边以45°倾斜角刮拭血海穴30次，以皮肤出痧为度。

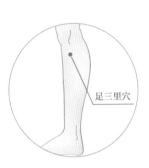

足三里穴

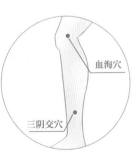

血海穴

三阴交穴

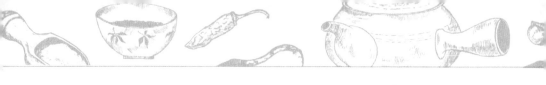

37 膝关节炎

膝关节炎是软骨和关节边缘骨赘的慢性退行性疾病，也是最常见的关节炎，伴有膝盖疼痛肿胀不适、关节僵硬麻木、屈伸不利等主要症状。病因主要是软骨磨损，好发于中老年人群或体重超重者。膝关节炎还伴有膝关节滑膜炎、韧带损伤、半月板损伤等关节疾病。患者遇寒遇冷，会疼痛加重，应及时保暖，尤其在寒冬季、夏季空调房。热敷、热水浸泡等方式均有利于局部血液循环。

特效穴位拔罐法 鹤顶、梁丘、承山、委中

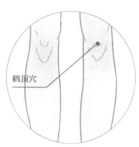

① 【鹤顶】**通利关节，祛风除湿**

【定位】在膝上部，髌底的中点上方凹陷处。

【拔罐方法】采取闪火法将罐吸附在穴位上，留罐10～15分钟。

② 【梁丘】**调理脾胃，益补气血**

【定位】位于大腿前面，当髂前上棘与髌底外侧端的连线上，髌底上2寸。

【拔罐方法】采取闪火法将罐吸附在穴位上，留罐10～15分钟。

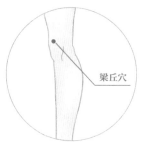

③ 【承山】**理气止痛，舒筋活络**

【定位】在小腿后面正中，委中与昆仑之间，当伸直小腿或足跟上提时，腓肠肌肌腹下出现尖角凹陷处。

【拔罐方法】采取闪火法将罐吸附在穴位上，留罐10～15分钟。

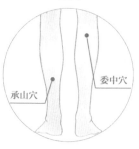

④ 【委中】**散瘀活血，清热解毒**

【定位】在腘横纹中点，当股二头肌肌腱与半腱肌肌腱的中间。

【拔罐方法】采取闪火法将罐吸附在穴位上，留罐10～15分钟。

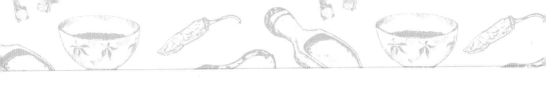

38 牙痛

牙痛是口腔疾病中常见的症状，大多由牙龈炎、牙周炎、龋齿或牙外伤而导致牙髓等各种牙齿疾病感染所引起。患牙痛者牙齿疼痛难忍，牙龈肿胀，咀嚼困难，口渴口臭，遇冷热酸甜刺痛加重。中医认为，手足阳明经分别入上下齿，大肠、胃腑有热，或风邪外袭经络，郁于阳明经而化火，火循经上炎而引起牙痛；肾主骨，齿为骨之余，肾阴不足，虚火上炎也可引起牙痛；多食甘酸，口腔不洁，牙垢侵蚀牙齿，引起疼痛。

特效穴位拔罐法 颊车、下关、行间、大椎

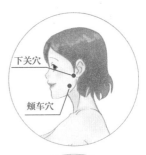

❶ 【颊车】 **祛风清热，开关通络**

【定位】 在面侧部，当咬紧牙关时，肌肉隆起处。

【拔罐方法】 采用留罐法，留罐10~15分钟。

❷ 【下关】 **消肿止痛，益气聪耳**

【定位】 在面部，在颧骨下缘中央与下颌切迹之间的凹陷中。

【拔罐方法】 用闪火法将罐吸附在穴位上，留罐5~10分钟。

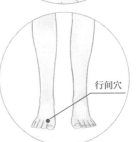

❸ 【行间】 **疏肝泄热，凉血安神**

【定位】 在足背，第一、第二趾间，趾根部的后方足背皮肤与足底皮肤交界处。

【拔罐方法】 用闪火法将罐吸附在穴位上，留罐5~10分钟。

❹ 【大椎】 **通经活络，益气补阳**

【定位】 位于后正中线上，第七颈椎棘突下凹陷中。

【拔罐方法】 采用留罐法，留罐10~15分钟。

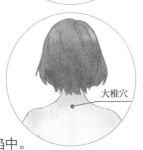

39

三叉神经痛

三叉神经痛是最常见的脑神经疾病，指发生在面部一侧或双侧三叉神经分布范围内的疼痛。临床表现为骤发、骤停，疼痛历时数秒或数分钟，呈周期性发作。多为一侧剧烈疼痛，如刀割、电击一般，常伴有面肌抽搐、流泪、流涎、面潮红、结膜充血等症状。本病多发于中老年人，右侧多于左侧，发病率随年龄而增长。

特效穴位拔罐法 风池、肝俞、膈俞、下关

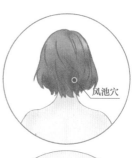

风池穴

①【风池】祛风散邪，调理气血

【定位】位于后颈部，后头骨下，两条大筋外缘陷窝中，与耳垂齐平。

【拔罐方法】用闪火法将罐吸附在穴位上，留罐10分钟。

②【肝俞】疏肝理气，降火退热

【定位】在背部，第九胸椎棘突下，旁开1.5寸。

【拔罐方法】用闪火法将罐吸附在穴位上，留罐10分钟。

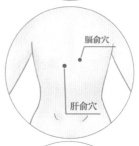

膈俞穴

肝俞穴

③【膈俞】活血通脉，理气宽胸

【定位】在背部，第七胸椎棘突下，两侧旁开1.5寸。

【拔罐方法】用闪火法将罐吸附在穴位上，留罐5~10分钟。

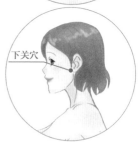

下关穴

④【下关】消肿止痛，益气聪耳

【定位】在面部，在颧骨下缘中央与下颌切迹之间的凹陷中。

【拔罐方法】用闪火法将罐吸附在穴位上，留罐5~10分钟。

40 急性腰扭伤

急性腰扭伤是指腰部肌肉、筋膜、韧带等软组织因外力作用引起的急性撕裂伤。常发生于超负荷搬抬重物、姿势不正确、突然失足、腰部肌肉强力收缩时，可使腰骶部肌肉的附着点、骨膜、筋膜和韧带等组织撕裂。患者伤后会出现腰部疼痛，呈持续性剧痛，腰部活动受限，不能挺直，俯、仰、扭转困难，次日可能局部出血、肿胀、腰痛更严重。

特效穴位拔罐法 大肠俞、肾俞、命门、委中

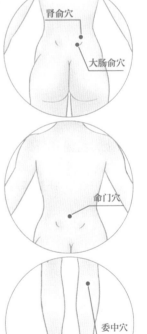

❶ 【大肠俞】**理气化滞，疏调肠腑**

【定位】俯卧位，在第四腰椎棘突下，腰阳关（督脉）旁开1.5寸处取穴，约与髂嵴高点相平。

【拔罐方法】用闪火法将罐吸拔在穴位上，留罐10分钟。

❷ 【肾俞】**补益脾肾，强健腰肌**

【定位】位于腰部，当第二腰椎棘突下，旁开1.5寸。

【拔罐方法】用闪火法将罐吸拔在穴位上，留罐10分钟。

❸ 【命门】**强健腰膝，正元固本**

【定位】在腰部，当后正中线上，第二腰椎棘突下凹陷中。

【拔罐方法】用闪火法将罐吸拔在穴位上，留罐10分钟。

❹ 【委中】**散瘀活血，清热解毒**

【定位】在腘横纹中点，当股二头肌肌腱与半腱肌肌腱的中间。

【拔罐方法】用闪火法将罐吸拔在穴位上，留罐10分钟。

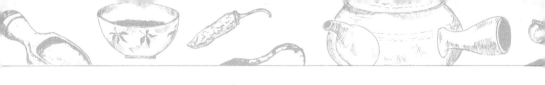

41

小腿抽筋

小腿抽筋，又称腓肠肌痉挛。指腓肠肌突然发作的强直性痛性痉挛，牵掣、疼痛难忍，持续数十秒至数分钟或更久。多发生于小腿和脚趾的肌肉痉挛，尤其是半夜抽筋痛醒，影响睡眠。

本病症可由寒冷刺激、出汗过多、疲劳过度、睡眠不足、缺钙、睡眠姿势不好、动脉硬化等引起。急剧运动时若发生小腿抽筋，要马上捉紧拇趾，慢慢地伸直腿部，待疼痛消失时进行按摩。游泳时发生小腿抽筋，用抽筋小腿对侧的手，握住抽筋腿的脚趾，用力向上拉，同时用同侧的手掌压在抽筋小腿的膝盖上，帮助小腿伸直。半夜出现时，可利用墙壁压挡脚趾，将腿部用力伸直，直到疼痛、抽筋缓解，然后按摩。

特效穴位拔罐法 肾俞、承山、委中、三阴交

❶【肾俞】 **补益脾肾，强健腰肌**

【定位】位于腰部，当第二腰椎棘突下，旁开1.5寸。

【拔罐方法】用闪火法将罐吸拔在穴位上，留罐10分钟。

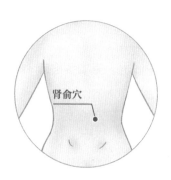

肾俞穴

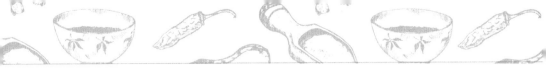

② 【承山】 **理气止痛，疏经活络**

【定位】 在小腿后面正中，委中穴与昆仑穴之间，当伸直小腿或足跟上提时腓肠肌肌腹下出现尖角凹陷处。

【拔罐方法】 采取闪火法将罐吸附在穴位上，留罐10~15分钟。

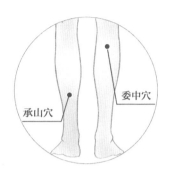

承山穴　　委中穴

③ 【委中】 **散瘀活血，清热解毒**

【定位】 在腘横纹中点，当股二头肌腱与半腱肌肌腱的中间。

【拔罐方法】 用闪火法将罐吸拔在穴位上，留罐10分钟。

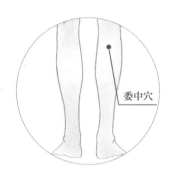

委中穴

④ 【三阴交】 **调补肝肾，行气活血**

【定位】 位于小腿内侧，当足内踝尖上3寸，胫骨内侧缘后方。

【拔罐方法】 用拔罐器将罐吸附在穴位上，留罐10分钟。

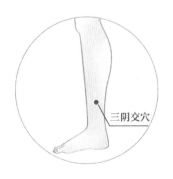

三阴交穴

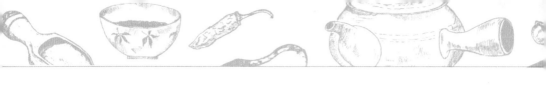

42
眩晕

眩晕不是一种疾病，而是某些疾病的综合症状，是因机体对空间定位障碍而产生的一种动性或位置性错觉。眩晕分为真性眩晕和假性眩晕：真性眩晕由眼、本体觉或前庭系统疾病引起，有明显的外物或自身旋转感；假性眩晕多由全身系统性疾病引起，如心血管疾病、脑血管疾病、贫血、尿毒症、药物中毒及神经官能症等，没有明确转动感。

眩晕主要因髓海不足、气血亏虚、清窍失养、痰浊壅遏或化火上蒙脑窍而发病。引起眩晕的疾病涉及许多临床科室，包括耳鼻咽喉科、眼科、骨科及内科。眩晕多由情志、饮食内伤、体虚久病、失血劳倦及外伤等病因，引起风、火、痰、瘀上扰清空，或精亏血少、清窍失养而致。

特效穴位拔罐法 膈俞、气海、三阴交、悬钟

① 【膈俞】 **活血通脉，理气宽胸**

【定位】 在背部，第七胸椎棘突下，两侧旁开1.5寸。

【拔罐方法】 用闪火法将罐吸附在穴位上，留罐5～10分钟。

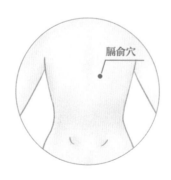

膈俞穴

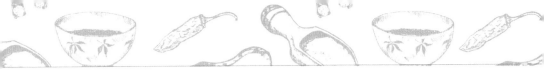

②【气海】益气助阳，调经固经

【定位】在下腹部，前正中线上，当脐中下1.5寸。

【拔罐方法】用闪火法将罐吸附在穴位上，留罐5～10分钟。

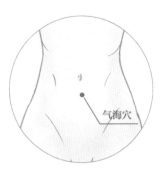

气海穴

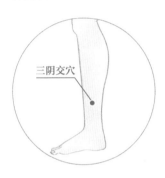

三阴交穴

③【三阴交】调补肝肾，行气活血

【定位】位于小腿内侧，当足内踝尖上3寸，胫骨内侧缘后方。

【拔罐方法】用拔罐器将罐吸附在穴位上，留罐10分钟。

---

④【悬钟】平肝熄风，通经止痛

【定位】在小腿外侧，当外踝尖上3寸，腓骨前缘。

【拔罐方法】用拔罐器将罐吸附在穴位上，留罐10分钟。

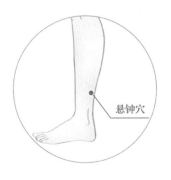

悬钟穴

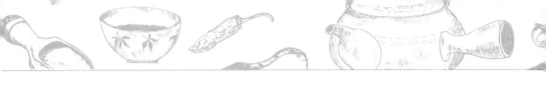

43 网球肘

网球肘即为肱骨外上髁炎，因网球运动员易患此病，所以称为"网球肘"。本病多发病缓慢，患者自觉肘关节外上方活动痛，疼痛可向上或向下放射，酸胀不适，肘关节伸屈不受影响，但前臂旋转活动时可致疼痛。本病主要由慢性劳损、急性扭伤和拉伤等引起。患者疼痛时手无法用力握物、提壶、拧毛巾，重者肘部疼痛、僵硬，手指伸直、伸腕或拿筷子时也可引起疼痛。

特效穴位拔罐法 手三里、肘髎、外关、尺泽

① 【手三里】**通经活络，调理肠胃**
【定位】位于前臂背面桡侧，当阳溪与曲池连线上，肘横纹下2寸。
【拔罐方法】采用留罐法，留罐10~15分钟。

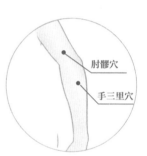

② 【肘髎】**舒筋活络，泻湿散寒**
【定位】位于肘区，肱骨外上髁上缘，髁上嵴的前缘。
【拔罐方法】采用留罐法，留罐10~15分钟。

③ 【外关】**祛火活络，清热解表**
【定位】位于前臂背侧，当阳池与肘尖的连线上，腕背横纹上2寸处，尺骨与桡骨之间。
【拔罐方法】采用留罐法，留罐10~15分钟。

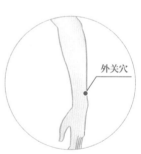

④ 【尺泽】**泻火降逆，清热和中**
【定位】位于肘横纹中，肱二头肌肌腱桡侧凹陷处。
【拔罐方法】采用留罐法，留罐10~15分钟。

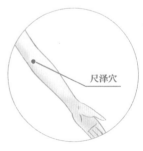